AF534453

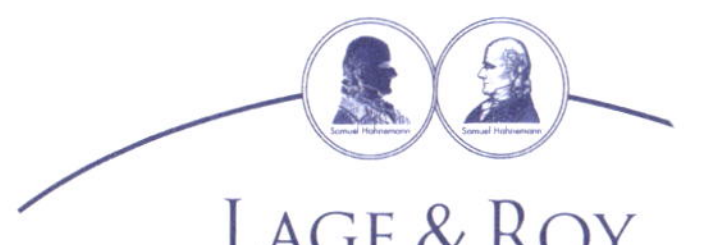
Samuel Hahnemann
Samuel Hahnemann
LAGE & ROY

Ravi Roy
Carola Lage-Roy

HOMÖOPATHISCHER RATGEBER

Grippe Erkältungskrankheiten

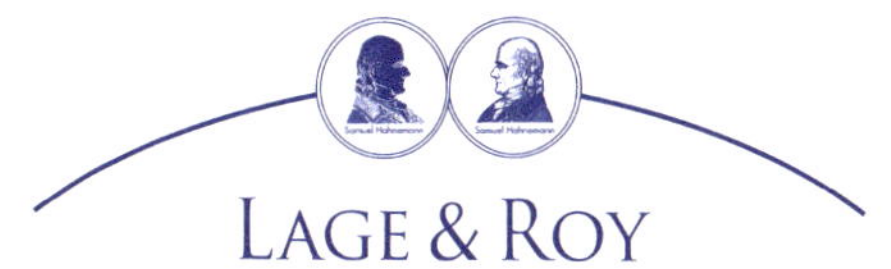

LAGE & ROY

Die hier vorgestellten Informationen sind nach bestem Wissen und Gewissen geprüft, dennoch übernehmen die Autoren und der Verlag keinerlei Haftung für Schäden irgendeiner Art, die sich direkt oder indirekt aus dem Gebrauch der hier vorgestellten Anwendungen ergeben.

IMPRESSUM

Ravi Roy und Carola Lage-Roy
HR 5 – Homöopathischer Ratgeber
«Grippe · Erkältungskrankheiten»

Burgstraße 8 · 82418 Riegsee-Hagen
Tel. 08841/4455 · Fax 08841/4298
verlag@lage-roy.de · www.lage-roy.de

4. Auflage Oktober 2002
5. Auflage März 2005
6. Auflage 2010
7. Auflage September 2017
ISBN 978-3-929108-05-7

Druck: Senser Druck, Augsburg
Klimaneutraler Druck unter Verwendung von Biofarben und Ökostrom aus Wasserkraft

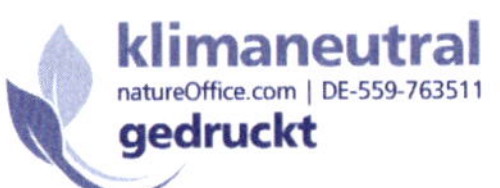

Inhaltsverzeichnis

Kurze Einführung in die Homöopathie

Homöopathische Prophylaxe

Behandlung

Symptomenverzeichnisse

Anhang

Ausbildung

Kurze Einführung in die Homöopathie

Hinweise zur akuten Fallaufnahme

Das Wort Erkältung oder Verkühlung drückt deutlich aus, was im Organismus geschieht, wenn jemand erkrankt. Der Organismus hat nicht genügend Kraft, um weiterhin die notwendige Wärme zu erzeugen, und kühlt entsprechend ab. Hat das Immunsystem trotzdem genügend Reserven, muß es nicht zu einer sogenannten Erkältungskrankheit kommen, sondern der Körper wärmt sich unter günstigen Umständen wieder auf, bis er den Normalzustand erreicht. Bricht jedoch eine Erkältung aus, dann sind für die homöopathischen Behandlung folgende Überlegungen wichtig:

- In welcher Jahreszeit und in welcher Wetterlage befinden wir uns?
- Wodurch wurde die Verkühlung ausgelöst? Durch Wind, Wasser, Nebel, Schnee etc.
- Ist die Erkältung schnell oder langsam gekommen?
- Zu welcher Tageszeit sind die Beschwerden schlimmer?
- Handelt es sich um einen Fließ oder Stockschnupfen?
- Wie ist die Beschaffenheit des Nasensekrets, des Auswurfs, des Tränenflusses?
- Sind die Beschwerden im warmen Zimmer oder an der frischen Luft besser?
- Verschlimmert sich der Husten beim Eintritt ins Zimmer, bzw. beim Rausgehen?
- Welche Begleitsymptome treten auf - Glieder-, Ohren-, Kopfschmerzen, Fieber, Verstopfung, Benommenheit?
- Wie ist der Durst und der Appetit? (Siehe Symptomenverzeichnis)
- Wie sieht die Zunge aus? (Siehe Symptomenverzeichnis)
- Ist die Erkrankung ein- oder vielschichtig? Ziehen sich die Zeichen von nur einem Mittel durch die Krankheitsstadien, oder

sind deutliche Zeichen von zwei oder mehr Mitteln vorhanden? Im letzten Fall ist meist ein Miasma aktiv geworden.

- Mit welcher grundlegenden Art des Krankheitsausdrucks sind wir konfrontiert? Dieser hängt von folgenden Faktoren ab:
  - dem Allgemeinzustand des Erkrankten,
  - der momentanen Belastung des Erkrankten,
  - etwaige Veränderungen seiner Lebens- und Eßgewohnheiten in letzter Zeit,
  - Wechsel des Lebensabschnittes.

Der Umgang mit den Symptomen

- Je mehr man es zuläßt, daß sich die Krankheit natürlich entwickeln kann, um so deutlicher sind die Symptome und desto einfacher gestaltet sich die Behandlung.

- Manchmal findet man nur ein zuverlässiges Symptom, für das obendrein auch nur ein Mittel in Frage kommt, da die übrigen Symptome des Mittels noch nicht in Erscheinung getreten sind.

- Wir können von Glück sprechen, wenn uns der Kranke ein ausgefallenes Symptom liefert, was in dem Augenblick von unschätzbarem Wert ist. Stützen Sie sich jedoch nicht auf ein einzelnes Symptom, sondern nehmen Sie immer die Gesamtheit der Symptome als Grundlage für die Repertorisation.

- Geben Sie als erstes das Mittel, welches die Gesamtheit der Symptome in sich vereint. Es kann den Weg für ein Folgemittel mit einem einzelnen spezifischen Symptom anbahnen und bringt den Kranken auf dem Heilweg ein gutes Stück voran.

- Bei akuten Erkrankungen bekommt man die meisten und wertvollsten Symptome durch einfaches Beobachten und Untersuchen. Oft wird der Kranke kaum erzählen oder nicht antworten, wenn man Symptome vervollständigen will. Diesen Zustand findet man besonders bei Mitteln wie Arnica, Bryonia, Helleborus, Gelsemium, Opium, Zincum und anderen. Die Angehörigen können uns bei der Behandlung von akuten Krankheiten manchmal mehr als der Patient selber über ihn erzählen.

· Deshalb ist es wichtig abzuwarten, bis das passende Mittel eingesetzt werden kann. Es gibt zwar einige Mittel, wie z.B. Aconit und Belladonna, die sich schnell entwickeln, aber die meisten Mittel nehmen sich Zeit, bis sie ein ganz klares, eindeutiges Krankheitsbild darstellen. Eine voreilige Verordnung bringt Verwirrung in die Behandlung und kann unter Umständen eine Kettenreaktion von Fehldiagnosen bezüglich der Mittelwahl auslösen.

Miasmatische Belastung

Jede antimiasmatische konstitutionelle Behandlung stärkt den Organismus gegen Krankheiten. Die Homöopathie bewertet die erblichen Belastungen bei der Mittelverordnung ganz anders als die Schulmedizin, wo man aus der Familienanamnese keine Hinweise für die Therapie finden kann. Die einzige Möglichkeit, positiv auf die Erbanlage einzuwirken, liegt nach Auffassung der Schulmedizin in der Gentechnologie. Während die Schulmedizin bei der Erbforschung von der genetischen Struktur ausgeht, bezieht sich die Homöopathie auf die Miasmenlehre. Demnach ist jede Krankheit erblich bedingt, da alle Menschen miasmatisch belastet sind.
In der Homöopathie werden alle Krankheiten bestimmten Grundkrankheiten zugeordnet. Die Summe von Krankheiten der Vorfahren entscheidet bei einem Menschen darüber, welches

Miasma dann in latenter Form vorhanden ist oder ob es sich aktiv zeigt, hängt davon ab, inwieweit der Betreffende in der Lage ist, die äußeren Umstände mit seiner inneren Entwicklung in Einklang zu bringen. Eine Krankheitsdisposition ist generell bei jedem Menschen vorhanden, wobei sich die Krankheitsäußerungen meist in Intensität und Form ständig abwechseln. Die höhere Intelligenz oder Lebenskraft versucht nämlich ständig, über den Organismus ausgleichend auf die äußeren Umstände zu reagieren. Inwieweit die Lebenskraft sich erfolgreich durchsetzen kann, hängt vom inneren Wachstum des Menschen ab.
Krankmachende Einflüsse werden in Kurzzeit- und Langzeiteinflüsse unterteilt. Die Kurzzeiteinflüsse können akute Erkrankungen auslösen, wenn die Belastung durch sie groß genug ist, um das Immunsystem zu schädigen. Die Langzeiteinflüsse zehren langsam an der Kraft des Menschen und haben die chronischen Erkrankungen zur Folge. Beide Einflüsse unterscheiden sich nur durch die Dauer ihrer Auswirkung, wobei manche mehr zu einer Kategorie gehören.

- Kurzzeiteinflüsse: Kälte, Zugluft, Hitze, Sonne, Gifte, üppige Mahlzeiten, Alkohol, Stress, Aufre-gung, Erwartungsspannung usw.
- Langzeiteinflüsse: Lebensraum, Lebensweise, Ernährung, Impfungen, Dauerstress, Antibiotika und andere Medikamente, ständiger Ärger, soziale Isolation usw.

Die äußeren Einflüsse können sehr virulent sein, aber sie sind stets sekundär im Verhältnis zur inneren Kraft. Diese innere Kraft kann in ihren verschiedenen Reaktionen auf die Einflüsse nur vor einem geistig-seelischen Hintergrund betrachtet werden. Der wahre Grund jeglicher Krankheit liegt in der Uneinigkeit des menschlichen Geistes mit der Seele. Dies führt zu krankhaften Zuständen wie Selbstsucht, Hass, Arroganz usw. Solange diese krankhaften Zustände immer mehr verringert werden, wächst der Mensch und damit seine Gesundheit. Um gegen die Erkältungsneigung anzugehen, muß vorrangig das tuberkulinische Miasma behandelt werden. (Weiterführende Literatur zu den Miasmen: Ravi Roy „Aufbruch ins Bewußtsein“ aus der Reihe „Die Lehre der Heilkräfte – Miasmen“.)

Die tuberkulinische Belastung wirkt sich genau wie alle anderen Miasmen bis in die siebte Generation aus. Dieses Miasma befällt in seiner Auswirkung auf den Körper hauptsächlich den Atemtrakt, indem es alle Arten von entzündlichen Zuständen produziert. Heutzutage läßt sich meist nicht mehr nachvollziehen, ob bis in die siebte Generation jemals eine Tuberkulose vorgekommen ist. Aber man kann mit großer Sicherheit davon ausgehen, daß der zur Grippe neigende Mensch mehr oder weniger davon belastet ist. Zu einer echten Grippe-Prophylaxe gehört auch, sich selbst richtig einzuschätzen. Und gerade hiermit hat der Tuberkuliniker Schwierigkeiten. Nur wenn man seine Schwächen kennt, kann man auch dagegen ankämpfen.

Fieber – eine Gnade der Natur

Die Natur, das heißt die kosmischen Gesetze sind immer bemüht, alle Lebewesen von Krankheit zu befreien. Sie nutzen jegliche Möglichkeit, Heilprozesse in die Wege zu leiten. Die Menschheit hat über die Jahrhunderte immer mehr Angst vor diesen Heilprozessen bekommen, weil ihnen diese Selbstheilungskräfte immer weniger verständlich waren. Als Folge nahmen die Krankheitsprozesse eine immer virulentere Form an, wodurch noch mehr Angst ausgelöst wurde.
Wie konnten die Krankheitsprozesse so an Virulenz gewinnen? Als der Mensch diese Gesundungsprozesse unterbinden wollte, griff er zu Maßnahmen, die den natürlichen Heilungsprozeß empfindlich störten. Dadurch blieb ein Rest der Krankheit und ihre tiefen Wurzeln im Organismus. Durch die Unterdrückung dieser Naturprozesse wurde die Aufmerksamkeit des Menschen von der wirklichen Bedeutung der krankmachenden Prozesse abgelenkt. Die Krankheit wuchs mehr oder weniger im Verborgenen und nahm an Kraft und Virulenz zu. Wenn ein Unkraut z.B. nur abgeschnitten und dann vergessen wird, ist es in kürzester Zeit größer als zuvor. Sobald ein Mensch einmal einen Gesundungsprozeß unterdrückt hat, wird es ihm bei der nächsten Erkrankung noch schwerer fallen, durchzuhalten. Er wird eher geneigt sein, in die altvertrauten Muster der Unterdrückung zurückzufallen, zumal die Krankheiten inzwischen an Virulenz gewonnen haben. Über viele Jahrhunderte hat der Mensch zu immer stärkeren Unterdrückungsmaßnahmen gegriffen.

Eine langsame Umwandlung im menschlichen Bewußtsein fing vor ca. 200 Jahren an. Zuvor waren die Mächte der Zerstörung so stark, daß die Heiler ihre Sichtweise nicht öffentlich kundgeben konnten, ohne sich in Lebensgefahr zu begeben. Viele große Heiler wurden auf Grund ihrer Heilerfolge getötet; Paracelsus wurde gesteinigt und unzählige Heilerinnen als Hexen verbrannt.

Echte Heiler waren gezwungen im Untergrund zu arbeiten. Mit dem Einsetzen des Bewußtseinswandels, der bis heute anhält, nahm die Virulenz der Krankheiten langsam ab – mit Ausnahme der Zeit nach dem ersten Weltkrieg.

Trotzdem entwickelte die herrschende Medizin immer stärkere Unterdrückungsmaßnahmen. Diese Art der Medizin hielt mit der Gesamtentwicklung der Menschheit nicht mit. In den letzten zwei Jahrhunderten wurden völlig neue Erkenntnisse und ein ungeheures Wissen über die Entstehung der Krankheiten und deren Heilung gewonnen. Die verschiedensten naturgemäßen Heilungsmethoden wurden und werden entwickelt. Die herkömmliche Medizin hat mit dieser Zunahme an Wissen nur insofern Schritt gehalten, als daß sie immer größere Gegenmaßnahmen erfand. Als Folge davon konnten die chronischen Krankheiten in ihrer Bösartigkeit ein ungeheures, bisher nie gekanntes Ausmaß annehmen. Die Entdeckung des Penicillins hatte die verheerendsten Folgen, denn alle Antibiotika sind, wie es der Name schon sagt, direkt gegen das Leben aller Geschöpfe gerichtet. Sie können solche Unterdrückungen anrichten, daß die Selbstheilungskräfte in manchen Fällen gar nicht mehr durchdringen können.

Die Angst vor Krankheiten ist heutzutage so verbreitet, daß beim geringsten Fieber Panik ausbricht. Fieber gehört zum Feuerelement. Das Feuer ist das höchste und das mächtigste von allen Elementen. Wenn es zugelassen wird und zu Ende brennen darf, dann verbrennt es alles Krankhafte und Unreine zu Asche. Und genau darin liegt der Sinn und Zweck des Fiebers: Giftstoffe im Körper zu verbrennen. Fieber begleitet viele akute Erkrankungen und kennt, entsprechend des Zustandes des Individuums und der Struktur der Krankheit, verschiedene Erscheinungsformen.

Wann ist das Fieber wirklich gefährlich? Bei Krankheiten, die einen gefährlichen Verlauf haben können. Dieser Punkt kommt nur dann zum Tragen, wenn der Gesundungsverlauf nicht naturgemäß unterstützt wird, oder wenn der Kranke seinen Körper drastisch heruntergewirtschaftet hat. Die Höhe des Fiebers entscheidet nicht über die Gefährlichkeit des Fiebers. Beim Fieber ist totales Fasten das oberste Gebot. Hierbei wird das Naturwidrige der Antibiotika deutlich. Wenn sie über den Magen eingenommen werden, muß der Kranke etwas essen, da sonst die Magenschleimhäute zu stark geschädigt werden. Ferner müssen die Bedürfnisse des fiebernden Kranken unbedingt respektiert werden, z.B. Zufuhr von Frischluft, Wärme oder Kälte, Menge und Temperatur der Getränke, Ruhe oder Gesellschaft.

Viel trinken bei Fieber?

Flüssigkeitszufuhr bei Durstlosigkeit unterbindet den Heilungsprozeß. Der Körper muß, um die Heilungsprozesse richtig durchführen zu können, bei bestimmten Zuständen eine trockene Hitze erzeugen. Bestimmte chemische Verbrennungsprozesse brauchen eine gewisse Blut- und Lymphbeschaffenheit. Die Zufuhr von Flüssigkeit würde Blut und Lymphe vorzeitig verdünnen und so den Prozeß unterbrechen. Wenn man lange genug wartet, kommt der Durst genau zum richtigen Zeitpunkt und genau in dem Maße, wie es der Körper braucht. Ob der Kranke eiskalt oder heiß trinken möchte, entspricht immer dem Bedürfnis des Organismus, bestimmte chemische Reaktionen zu setzen.

Am Anfang einer akuten Erkrankung kann der falsche Hunger vorhanden sein, d.h. es ist kein richtiger Hunger da, nur die Gewohnheit irgend etwas zu essen. In Ausnahmefällen (z.B. bei Phosphor) gibt es jedoch auch den richtigen Hunger bei manchen Fiebernden. In so einem Fall muß der Hunger gestillt werden, aber mit ganz leichter Kost, z.B. gedünstetes Gemüse, Zwieback, Haferschleim. Irgendwann wird der Hunger dann ganz vergehen. Es gibt immer wieder merkwürdige Fälle, wo man mit großem

Einfühlungsvermögen abklären muß, ob es sich um ein wirkliches Bedürfnis handelt.

Der folgende Fall soll das verdeutlichen: *Ein etwa 10-jähriger Junge war schwer krank mit hohem Fieber. Er verlangte immer wieder nach Salami, die ihm natürlich nicht gegeben wurde. Er lag schon fast im Koma und rief in den kurzen Wachphasen nach Salami. Seine Mutter rechnete jetzt mit seinem baldigen Tod und dachte sich, jetzt mache es nichts mehr aus, sie könne seinen letzten Wunsch erfüllen und gab ihm eine kleine Salami zu essen. Und siehe da – der Junge wurde von Stund' an immer gesünder. Das ist echter Tuberkulinismus!*

Wenn ein Kranker friert und alle Fenster geschlossen haben möchte, tut man ihm sicher nichts Gutes, für Frischluft zu sorgen. Wenn umgekehrt jemand sogar bei Lungenentzündung ständig nach kalter, frischer Luft verlangt und obendrein kaum zugedeckt sein will, wäre es in keiner Weise vorteilhaft, ihn gut zuzudecken und alle Fenster geschlossen zu halten.

Zur Veranschaulichung: *Ein kleines Mädchen in Nordindien war an einer schweren Lungenentzündung mit hohem Fieber erkrankt. Um mich aufzusuchen, mußte die Mutter mit dem fast im Koma liegenden Kind mitten im Winter in einem der üblichen offenen Rikschas über 15 km fahren. Dabei blies der kalte Wind ständig auf das Mädchen, und als sie bei mir um 2 Uhr nachts eintrafen, war das Kind wieder munter. Es sah nicht mehr so aus, als ob es vor wenigen Stunden schwer krank gewesen war. Ich gab eine Gabe Pulsatilla in Hochpotenz und bis zum nächsten Morgen war das Kind ganz gesund.*

Abschließend läßt sich sagen, wenn jemand ein Fieber voll durchlebt und ausschließlich naturgemäß unterstützt, dann gelingt es der Lebenskraft, alles Krankhafte zu regenerieren.

Nach einer ‚Fieberkur' fühlt man sich wie neugeboren und erfreut sich eines ganz anderen Lebensgefühls. Es ist so wunderbar, daß man es eigentlich kaum beschreiben kann – man muß es erlebt haben!

Wadenwickel

Die allgemein verbreitete Angst vor hohen Temperaturen veranlaßt viele, wenn auch nicht gleich zu fiebersenkenden Medikamenten, so doch zu abkühlenden Hausmitteln zu greifen; dazu gehört der Wadenwickel. Dadurch ist dem Körper nicht gedient. Die abkühlenden Maßnahmen sind aber selbstverständlich bei Lebensgefahr angesagt, oder wenn keine richtige homöopathische Hilfe gegeben werden kann.
Es können schon manchmal angsterregende Symptome auftreten, wie Delirien oder Fieberkrämpfe. Mit der richtigen homöopathischen Behandlung können solche Symptome sehr schnell unter Kontrolle gebracht werden. Auch hohe Temperaturen, die einige Tage andauern, hinterlassen bei einem gesunden Kind oder Erwachsenen keine Schäden. Es sei denn, daß unterdrückend behandelt wurde, der Kranke ein schwaches Herz hat oder durch sein hohes Alter geschwächt ist.

Prophylaxe

Grippeimpfung erhöht das Infektrisiko

Die Angst vor schweren Krankheiten ist menschlich und verständlich. Viele Berufstätige glauben, es sich zeitlich nicht leisten zu können, an der echten Grippe, auch Influenza genannt, zu erkranken. Doch wer beachtet die Langzeitfolgen von Impfungen? Wer ist sich darüber bewußt, in welchem unvorstellbaren Ausmaß sie das Immunsystem schädigen? AIDS hat u.a. bewirkt, daß mehr Gelder in die immunologische Forschung gesteckt werden. Doch Impfimmundefekte werden systematisch von der Forschung ausgeklammert.

Die Grippe hat die Schulmedizin durch ihre Chamäleonhaftigkeit herausgefordert und vor immer neue Rätsel gestellt. Es gibt weder eine Gesetzmäßigkeit im Aufflammen von Pandemien noch in der Wahl ihrer Opfer. Sie befällt Gesunde und Kranke, Alte und Junge aller sozialen Schichten. Sie fügt sich in kein Schema ein. Der Grippeforschung hat die Schulmedizin die Erkenntnis zu verdanken, daß es für ein und dieselbe Krankheit verschiedene Erreger gibt, denn das Grippevirus verändert sich ständig.

Für die richtige Mittelfindung in der Homöopathie ist es in der Regel nicht notwendig, die verschiedenen Krankheitserreger zu erkennen und zu benennen; denn die Homöopathie setzt mit ihrer Therapie nicht am Erreger, sondern beim Menschen an. Sie registriert das Erscheinungsbild der Krankheit in seiner ganzen Komplexität und kann aufgrund dieses Ausdrucks das passendste Mittel einsetzen. Nämlich dasjenige, welches bei einem gesunden Menschen in der Arzneimittelprüfung die ähnlichsten Symptome produziert.

Bei der Beobachtung des Grippevirusverhaltens in natura wird ein Grund klar, warum die sogenannten Schutzimpfungen im harmlosesten Fall nichts bewirken, so daß der Geimpfte wenigstens ohne Schaden davonkommt. Das Grippevirus verfügt nämlich über ein erstaunliches Anpassungsvermögen. Die Grippekranken entwickeln zwar eine Immunität gegen den Erreger, der die letzte Grippe „ausgelöst“ hat, aber das nächste Grippevirus paßt sich an die Immunisierung an und verändert sich entsprechend, um fast alljährlich dieselben Menschen neu befallen zu können.

Eine Impfung gegen den grippalen Infekt wird immer an der Zahl von ca. 300 bis jetzt erkannten Grippeerregern scheitern. Gegen die echte Grippe zu impfen wäre vom schulmedizinischen Erkenntnisstand logischerweise nur sinnvoll, wenn wirklich eine Epidemie drohen würde und das Virus bekannt wäre. Aber in der kurzen Inkubationszeit könnte die Pharmaindustrie nicht in sehr aufwendigen Verfahren alle benötigten Grippeimpfstoffe herstellen.

Jeden Herbst überrollt uns eine gut organisierte und psychologisch fundierte Werbekampagne für die „Grippeschutzimpfung“. Dabei wird mit zwei Faktoren gearbeitet: Der Angst vor der Krankheit und der Angst ein Außenseiter zu sein, wenn man sich den Massenimpfungen widersetzt. Nach dem Buch „Bittere Pillen“ werden selbst während einer Grippeepidemie nur zehn Prozent der Erkrankungen von den bekannten Erregern (vom Typ A und B) verursacht. Gegen die übrigen 90 % unbekannter Erreger gibt es keine Impfstoffe. Der bekannte Virologe Prof. Albert Sabin (USA), der den Impfstoff gegen Polio entwickelte, behauptet, daß durch ausgedehnte Impfaktionen die Zahl der Grippeerkrankungen kaum gesenkt wird. Warum wird dann weiter für die Grippeimpfung geworben? Im Jahr 1982 betrug der Umsatz für Grippeimpfstoffe in der BRD 6,6 Millionen D-Mark und lag damit auf Rang zwei der Impfumsatzrekorde hinter dem Diphtherie-Tetanus-Impfstoff (Quelle: Langbein, u.a. „Bittere Pillen“, Kiepenheuer u. Witsch, 1983).

Viele Leser werden in ihrem Bekanntenkreis Grippegeimpfte kennen, die trotzdem oder gerade deswegen an „Grippe“ erkrankten oder unter anderen Nebenwirkungen litten. Mir ist z.B. eine junge Frau bekannt, die sich zusammen mit ihren Kollegen ihrem Chef zuliebe gegen Grippe hatte impfen lassen. Sie hatte sich vorher einer blühenden Gesundheit erfreut und kannte gar keine richtige Erkältung. Nach der Impfung erkrankte sie gleich zweimal an einer schweren Grippe mit sehr hohem Fieber, einmal sogar mit Delirium, und seitdem ist sie sehr anfällig für schwere Erkältungen geworden.

Kontraindikationen zu wenig bekannt

Grippeimpfstoffe enthalten eine Reihe anderer ebenfalls toxischer Stoffe:

Formaldehyd, Äther und Natriumtimerfonat (alles in Begrivac F). Fast jeder weiß heute, daß Formaldehyd die Lungen schädigt, ausgerechnet das Organ, das bei den Grippeanfälligen schwach ist! Der in den USA verwendete Grippeimpfstoff Fluzone verträgt sich nicht mit Antikoagulantien, Theophyllinen und Antikonvulsantien. Auf dem Begleitzettel steht ferner kleingedruckt, daß es oft nach der Impfung zu einem anaphylaktischen Schock kommen kann. Einige Stunden bis spätestens zwei Wochen nach der Impfung kann es zu neurologischen Störungen, wie Enzephalopathien (Gehirnschädigungen) kommen.

Dr. William Froschauer, USA, warnt in „Scripps-Howard News Service“ (5.11.1986) auch gerade Menschen unter 65 Jahren vor der Grippeimpfung, „weil das Risiko ernsthafter Komplikationen durch den Impfstoff weit größer ist als das schwerwiegender Effekte durch die Grippe“. Die staatliche Gesundheitsberatung „Morbidity and Mortality Weekly Report“ (USA,

21.8.1987) , berichtete, daß eine Grippewelle des Influenza-Typs B unter Kindern ausbrach, die gegen dieses Virus geimpft waren.

Fragwürdige Impfstofforschung

Dr. Robert Mendelsohn, USA, Herausgeber der Zeitschrift „the Peoples doctor", Autor des Buches „Trau keinem Doktor", Mahajiva Verlag, und engagierter Impfgegner, berichtet in seiner Zeitschrift (Vol. 11, No. 11) am Beispiel des HiB-Impfstoffes (Hemophilus influenca b vaccine), unter welchen Studienbedingungen neue Impfstoffe in den Handel gelangen. Die HiB-Impfung wurde vom amerikanischen Gesundheitsministerium für Kinder von 2-5 Jahre propagiert, weil dieses Virus angeblich der Hauptgrund für Krupphusten (Stimmritzenentzündung) und Meningitis sei. Nach der Originalstudie wäre die Impfung zu 89 Prozent wirksam. Aus dieser Studie wurde aber der Bundesstaat Minnesota ausgeschlossen, wohlgemerkt bei gleicher Untersuchungsmethode.
Einziger Grund: die dortigen Resultate paßten nicht ins Konzept! Der Epidemieforscher Michael Osterholm, Minnesota, fand nämlich heraus, daß HiB-geimpfte Kinder fünfmal häufiger an Meningitis vom Typ Hib erkranken als nicht geimpfte. Das heißt, die Wirksamkeitsrate des Impfstoffes zeigte eine Effizienz von minus 86 Prozent. Daraufhin stellten viele Ärzte in Minnesota die Impfung ein.

Aktive Überwachung notwendig

Nach Dr. Mendelsohn verlassen sich der staatliche Gesundheitsdienst und die Pharmaindustrie auf die „passive Überwachung" auf ihrer Suche nach nachteiligen Impfstoffen. Es wird auf freiwillige und spontane Berichte gewartet. Dementsprechend gering ist die Resonanz. Im Gegensatz dazu veranlaßt das System der „aktiven Überwachung" eine genaue Untersuchung gegenteiliger Effekte durch Impfungen, was folgendermaßen aussehen könnte: der Pharmaproduzent oder der staatliche

Gesundheitsdienst händigt jeder geimpften Person einen Fragebogen aus. Zu bestimmten Zeitpunkten – Tagen bis Jahren – müßte die geimpfte Person und deren Familie über die Wirksamkeit und Sicherheit des Impfstoffs berichten.
Vom wissenschaftlichen Aspekt aus gesehen, steht natürlich die aktive Überwachung über der passiven. Aber es dürfte wohl kaum jemanden die Stellungnahme der Pharmaindustrie dazu überraschen: es sei zu zeitaufwendig, zu teuer, etc. Mendelsohn ist der Meinung, daß es in Wahrheit wohl mehr die Furcht vor unliebsamen Ergebnissen ist, die solche Studien ans Tageslicht bringen würden. Er warnt seine Kollegen, zu voreilig neue Arzneimittel und Diagnoseverfahren einzusetzen, bevor deren Unschädlichkeit erwiesen ist.

Vielleicht stehen Sie den Impfungen nach dem Durchlesen all dieser Informationen etwas kritischer gegenüber. Doch wenn Sie noch ein schlagkräftiges Argument brauchen, das die letzten Zweifel aus dem Weg räumt, fragen Sie ihren Arzt, ob er sich oder seien Familie gegen Grippe impfen läßt.

Homöopathische Grippeprophylaxe

Der Influenza und den Erkältungen liegt als Basis das tuberkulinische Miasma zugrunde. Dieses Miasma ist noch immer sehr verbreitet. Nach dem hoffnungsvollen, angeblichen Sieg über die Tuberkulose zeigen die Millionen neuer Tb-Fälle auf der Welt das fehlerhafte Denken der Medizin. Das Tb-Miasma hat sich aus zwei Gründen immer mehr im menschlichen Organismus verwurzelt:

1. Die Impfungen, besonders die Tb-Impfungen, schwächen schon belastete Tuberkuliniker oder prägen weniger Belastete.
2. Die Tuberkulose wirkt sich auch nach Generationen noch als tuberkulinische Belastung (Tb-Miasma) auf die Nachkommen aus. In alten Schriften heißt es, sie vererbe sich >>bis ins siebte Glied<<.

Die Erkältungsneigung ist an sich ein Zeichen des aktiven Tb-Miasmas. Dies bedeutet aber nicht, daß es notwendig ist, eine routinemäßige Behandlung mit einer der Tb-Nosoden durchzuführen. Hier müssen wir darauf achten, ob ein Tuberkulin-Präparat als Hauptmittel indiziert ist oder als Neben- beziehungsweise Reaktionsmittel.
Es gibt in der Homöopathie vier Mittel - *Tuberculinum, Oscillococcinum, Streptomycin* und *Influenzinum* - die sich als vorbeugend gegen Grippe oder Erkältung bewährt haben. Gleichzeitig sind sie auch wichtig bei der Grippebehandlung. Die ersten beiden sind auch als Konstitutionsmittel bekannt. Sie stärken die Konstitution, wodurch langfristig eine Infektanfälligkeit behoben wird.

Anwendung der homöopathischen Grippeprophylaxe
Wählen Sie das für Sie passende Mittel und nehmen Sie es in der Doppelgabe (siehe auch HR4 Homöopathische Prophylaxe) etwa vier Wochen, bevor die Grippewelle beginnt. Sie sollten zu diesem Zeitpunkt gesund, frei von akuten Krankheiten sein und keinen Streß haben. Dann nehmen Sie morgends nüchtern 3 Globuli des passenden Mittels in der C 200 und nach fünf Minuten nocheinmal drei. Wiederholen Sie die Prophylaxe in der Erkältungszeit alle vier Wochen.
Oscillococcinum sollte in der kritischen Zeit wöchentlich wiederholt werden.

Noch bevor die schulmedizinische Impfung entwickelt wurde, haben die Homöopathen sehr erfolgreich mit den folgenden Mitteln vor der gefährlichen Grippe schützen können, frei von irgendwelchen Nebenwirkungen.

Die vier Nosoden können auch zur Behandlung eingesetzt werden. Man sollte sie jedoch nicht voreilig in der Entwicklungsphase der Krankheit einsetzen, sondern erst dann, wenn sich das Bild und die Symptome des Mittels deutlich zeigen.

Tuberculinum bovinum

Das tuberkulinische Miasma drückt sich im Eigensinn der Menschheit aus. Wenn sich der Tuberkuliniker einmal zu etwas entschlossen hat, kann ihn nichts auf der Welt davon abbringen. Er verfolgt seine Ziele mit eisernem Willen. Nichts kann diesen Willen brechen, bis er selbst daran zerbricht. Immer fühlt er sich im Recht. Er läßt dem anderen zwar scheinbar sein Recht, aber nur, wenn er dadurch nicht beeinträchtigt wird.
Ein Standard-Ausspruch von ihm ist: >>Ich mache meine Sache – mach du, was du willst<<. Kooperation ist schwierig für ihn, dementsprechend läßt sein soziales Verhalten zu wünschen übrig. In krankhaftem Zustand ist sein Rechtsempfinden mehr oder weniger gestört. Als Folge respektiert er die Grenzen und das Eigentum anderer nicht, weil sein Rechtsempfinden zu sehr durch seinen Willen geprägt ist; er kann sehr besitzergreifend werden.
Er ist wenig bereit, einen höheren Willen oder allgemeingültige Gesetze zu akzeptieren. Gegen die menschlichen Gesetze zu verstoßen kann ihm sogar eine diebische Freude bereiten.
Wenn sich der Tuberkuliniker nicht duchsetzen kann, sucht er den direktesten Weg und kennt keine Hemmungen. Es kann soweit gehen, daß er sogar Sachen, die ihm scheinbar im Wege

stehen, zertrümmert und zerstört. Er könnte sein eigenes Werk zerstören, wenn er es nicht genauso gestalten kann oder darf, wie er es sich vorstellt. Menschen, die ihn beleidigt haben, verfolgt er unerbittlich mit seiner Rachsucht. Er ist sehr wählerisch. Seine Vorstellungen müssen genau erfüllt werden, etwas anderes akzeptiert er nicht. Beim Eßverhalten tuberkulinischer Kinder wirkt sich dieser Wesenszug so aus: Wenn ihnen zu viel auf den Teller gegeben wurde, weigern sie sich zu essen, bis das scheinbar zu viel gegebene Essen wieder in die Schüssel zurückgegeben wird – auch wenn es sich nur um ein Getreidekörnchen handelt. Die Scheibe Brot `muß genau in der richtigen Dicke abgeschnitten sein, sie darf weder zu dick noch zu dünn sein.

Der Tuberkuliniker hat ein feuriges Temperament und neigt daher zu akuten Erkrankungen, besonders zu Erkältungskrankheiten. Eigentlich schwächt er selber sein Immunsystem, weil er die richtige Schutzmaßnahme nicht ergreifen will. Dahinter steckt ein massiver Trotz. Ein tuberkulinisches Kind fühlt sich, wenn es gesund ist, meist sehr warm. Es weigert sich standhaft, sich wenigstens einigermaßen warm anzuziehen, am liebsten würde es nackt herumlaufen. Unter normalen Bedingungen wird es auch nicht gleich durch die Kälte krank, aber je starrer und eigensinniger es ist, je mehr es sich in etwas verrannt hat, um so leichter erkrankt es. Richtet sich sein Widerstand gegen die gut gemeinte Fürsorge der Eltern, dann wird es sich erkälten – nicht durch die Kälte, sondern durch seine Hartnäckigkeit.

Der Tuberkuliniker muß seinen Willen auch gegen Obrigkeiten durchsetzen, wenn ihm das nicht gelingt, erkrankt er. Niemals wird er aufgeben, und wenn es ihn sein Leben kostet. Dabei ist er immer voller Hoffnung, daß alles wieder so wird, wie er es sich vorstellt. Die Schwindsüchtigen sind z.B. bis zum letzten Atemzug voller Optimismus und hören nicht auf zu kämpfen.
Der gesunde Tuberkuliniker ist auf beeindruckende Weise von

sich überzeugt. Er könnte Bäume ausreißen, die ganze Welt erobern. Krankheit kommt ihm gar nicht in den Sinn. Im geschwächten Zustand brechen jedoch alle möglichen Ängste durch das durchlöcherte Gerüst seines übersteigerten Selbstwertgefühls.
Neben den richtigen homöopathischen Mitteln kann sich der Tuberkuliniker durch Affirmationen von seinen destruktiven Mustern befreien. Einige Beispiele: *>Ich erkenne den höheren göttlichen Willen an<. ->Ich respektiere die göttlichen Gesetze<. - >Ich akzeptiere und liebe mich<. - > Ich vergebe allen, die mich blockieren<.*

Oscillococcinum

Der Mensch, der Oscillococcinum braucht, reagiert empfindlich auf jeden Wetterwechsel und auf Kälte. Er hat große Angst, angesteckt oder beschmutzt zu werden, und gibt deswegen niemandem gerne die Hand. Seine Angst geht so weit, dass er sich nach einem unvermeidbaren Händeschütteln die Hände desinfizieren oder zumindest waschen muss. Allein die Gegenwart eines erkälteten Menschen löst in ihm Unbehagen bis Angst aus. Diesen Menschen kennzeichnet eine unruhige, nervöse Ausstrahlung; er ist immer beschäftigt. Er fühlt sich unwohl, wenn er nichts oder wenig zu tun hat. Seine Sachen hält er in bester Ordnung. Unordnung ist ihm unerträglich, und andere werden entsprechend zurechtgewiesen.
Was die Unverträglichkeit von Nahrungsmitteln bei Oscillococcinum betrifft, so verschlimmern Milch und Eier, auch Gerichte, die sie enthalten, die Erkältung nicht nur im Bereich der Atemwege, sondern auch im Magen- und Darmbereich. Es kommt zu übel riechendem Durchfall mit krampfartigen Schmerzen.
Es ist besonders die Milch, die entweder eine stark verstopfen-

de Wirkung auf die Nase hat oder einen äußerst schmerzhaften, trockenen Husten hervorruft, bei dem große Mengen von Schleim nicht ausgehustet werden können. Der Kranke braucht zwar Wärme, aber überheizte Räume verschlimmern seinen Zustand. Die Grippe kann auch auf das Mittelohr übergreifen – mit Entzündung, rotem Trommelfell und starker Schwellung. Oscillococcinum stärkt das Immunsystem dieser Menschentypen, die meist unter Erkältungsneigung leiden und sich aus Angst vor Ansteckung von der Umwelt isolieren. Diese antimiasmatische Behandlung erstreckt sich über einen längeren Zeitraum

Zur Grippe- oder Erkältungsbehandlung
Im Anfangsstadium der Erkältung oder Grippe ist es bei den folgenden zwei Zuständen indiziert:

1. Der grippale Infekt oder die Influenza ist zwar schon ausgebrochen, aber die Krankheitssymptome haben sich noch nicht entwickelt, dabei herrscht große Angst vor dem weiteren Krankheitsverlauf.

2. Auch nach längerer Zeit zeigt sich noch kein klares Krankheits- (Symptom-)bild, das auf ein bestimmtes Arzneimittel hindeuten würde. (Siehe auch Kapitel Grippe)

✍ **Dosierung:** In beiden Fällen wird alle zwei bis sechs Stunden eine Gabe der C 200 gegeben. Sie wird entweder die Grippe ausheilen oder neue Symptome herausbringen, die eine eindeutige Mittelwahl ermöglichen.

Streptococcinum

Der Streptococcinum-Mensch neigt sehr zu Erkältungen. Besonders im Winter und bei kaltem Wetter wird er kaum frei davon. Er reagiert empfindlich auf äußere Eindrücke – Lärm, Licht, Zugluft usw. Im Gegensatz zu Tuberculinum hat er gute Manieren und glänzt durch höfliches Benehmen.
Dieses Mittel ist wichtig bei Personen, denen Tuberculinum nicht gegeben werden kann oder deren Persönlichkeit nicht ganz zu Tuberculinum paßt.
Dazu einige Beispiele: eine stärkere Arthrose oder ein Asthmazustand, wo Tuberculinum nicht mehr heilend wirkt, sondern mit Verschlimmerung verbunden ist, wie das besonders bei Menschen vorkommt, die zu lange Cortison genommen haben. Diese Personen können Pulsatilla ähneln, indem sie leicht weinen, auch ohne Grund; aber sie mögen keinen Trost. Sie finden ihren Zustand mehr oder weniger unheilbar, hoffnungslos. Ihre Beschwerden verringern sich durch Bewegung an der frischen Luft.

Influenzinum

Das Mittel Influenzinum wird aus einem Grippevirus hergestellt. In den 30er Jahren des 20. Jahrhunderts wurden viele Experimente mit den Mittelen zur Grippeprophylaxe gemacht. Es wurde zusammen mit den Mittel gegeben, die als wichtigste Mittel bei vorhergehenden Grippeepidemien eingesetzt worden waren.
Da der Grippevirus die Neigung hat, ständig zu mutieren, wurde ab den 50er Jahren das Mittel aus den jeweils aktuellen Grippevirus hergestellt und laufend an die Verhältnisse angepaßt. Später wurden auch mehrere Grippeviren gemischt, um einen besseren Schutz vor der Grippe zu gewährleisten.

Ernährung

Durch eine gezielte Diät kann man sich vor Erkältungen und Grippe schützen. Aber in der Praxis sieht es meist ganz anders aus. Die Persönlichkeitsstruktur des zu Erkältungen und Grippe disponierten Menschen verhindert in der Regel eine strenge Diät, denn in er Psyche dieses Menschen liegt schon der Keim zur Erkältung. Der Tuberkuliniker ist nicht in der Lage, sich nach bestimmten Richtlinien zu ernähren. Das gehört zum Wesen des Tuberkulinismus; wo dieses Miasma in irgendeiner Weise aufflammt, kann der Betroffene beim besten Willen nicht bei der empfohlenen Ernährung bleiben. Es gibt noch einen zweiten Grund, der den Erfolg eines wirkungsvollen Erkältungs- und Grippeschutzes durch eine Diät erschwert: Wenn eine gesunde Ernährung nicht radikal durchgeführt wird, hilft sie entsprechend weniger.

Ernährungsratschläge für Tuberkuliniker

- Nur eine Hauptmahlzeit am Tag
- Mindestens 60% der Nahrung sollten aus biologischenGemüse und Obst bestehen. Je größer der Rohkostnateil ist, desto besser.
- Totale Abstinenz von allen Reizstoffen (Gewürze, Stimulantien wie Tee, Kaffee, Alkohol, Zigaretten etc.)
- Möglichst wenig Fleisch

Wenn eine homöopathische Behandlung in Hahnemanns Sinn durchgeführt wird, sieht man, wie der Mensch nach und nach auf natürliche Weise zu einer gesunden Ernährung zurückfindet. Vitamine, besonders Vitamin C, sind sehr wichtig zur Stärkung des Immunsystems. Durch rohkostreiche Ernährung, Getreide- und Bohnensprossen wird einem Vitaminmangel am sichersten vorgebeugt. Der Tuberkuliniker hat, besonders wenn er krank ist, ein ausgesprochenes Verlangen nach Vitamin-C-reichen Zitrusfrüchten.

Auf der Suche nach dem Genius epidemicus

„Die Schulmedizin steht der Grippe, dem grippalen Infekt und auch dem harmlosen Schnupfen machtlos gegenüber, weil ihre Behandlungsstrategie zur Lösung des Problems am falschen Punkt ansetzt. Was haben ihre Erkenntnisse über die verschiedensten Krankheitserreger letztendlich zur Verbesserung der Gesundheitslage des Patienten beigetragen?“

In der Homöopathie steht nicht der „Beschuß“ der Bakterien und Viren im Vordergrund der Behandlung, sondern der ganze Mensch wird behandelt. Schon lange vor der Entdeckung der Viren hat der geniale Hahnemann 1831 ein Konzept zum Schutz vor Epidemien und zur Behandlung derselben aufgestellt. Nur wer das entsprechende Milieu, das die Viren zu ihrer Verbreitung brauchen, in sich trägt, kann überhaupt erkranken. Auf Epidemien übertragen sieht das folgendermaßen aus: Es scheint, als ob alle Menschen gleichzeitig in einen bestimmten seelischen Zustand geraten würden, der sie für eine kollektive Ansteckung empfänglich macht. Wenn eine Epidemie ausbricht, kristallisiert sich nach und nach aufgrund der in Erscheinung tretenden Symptome ein Mittel heraus, welches auf den größten Teil der in einem ähnlichen (psychischen) Klima lebenden Erkrankten zutrifft. Die Geschichte der Homöopathie kennt Epidemien, wo an einem Ort fast alle Menschen ein- und dasselbe homöopathische Mittel benutzten und geheilt wurden. In solch einem Fall wird dieses betreffende Mittel „Genius epidemicus“ genannt.

Bei einem einfachen grippalen Infekt ist der „Genius epidemicus“ nicht so deutlich zu erkennen, trotzdem lohnt es sich immer für einen Homöopathen und seine Patienten, ihn heraus zu finden. Wenn das Mittel erkannt ist, kann der erfahrene Homöopath oft mit einem Blick erkennen, ob ein Erkrankter es braucht oder nicht.

Der Genius epidemicus ist das Mittel, was sich bei einer bestimmten Grippeepidemie in einer bestimmten Gegend als das am häufigsten angezeigte herauskristallisiert. Es ist niemals das einzige und allheilende Mittel bei einer Epidemie, wie es manchmal behauptet wird. Als prophylaktisches Mittel kann man es dagegen mit Sicherheit immer einsetzen. Es sind immer drei bis sieben Mittel, die sich bei einer Epidemie als erstrangig herausstellen, und der Genius epidemicus ragt über jeden Zweifel erhaben aus allen anderen Mitteln heraus. Es besteht aber die Möglichkeit, daß einige wenige Individuen noch andere Mittel brauchen, besonders im späteren Stadium der Grippe.

Viele Homöopathen haben früher beim Herannahen einer Epidemie den Genius epidemicus frühzeitig erkannt und entweder prophylaktisch oder gleich im Anfangsstadium der Krankheit eingesetzt. Zu Hahnemanns Zeiten wurde der Name des Genius epidemicus von berittenen Boten praktisch im Wettlauf mit der Verbreitung der Epidemie in weiter entfernte Gegenden überbracht, um so die Menschen frühzeitig zu schützen.

Wenn sich schon Krankheitssymptome entwickelt haben, dann zeigt sich die Grippe individuell, aber trotzdem bleibt die Mehrzahl im Bereich des Genius epidemicus.

Wie arbeitet man einen Genius epidemicus heraus?
Am Anfang einer Epidemie muß der Homöopath abwarten, bis sich jedes Krankheitsbild voll entwickelt hat. Alle Beobachtungen, Zeichen und Symptome werden sorgfältig aufgenommen, und jeder Fall wird einer gründlichen Repertorisation unterzogen. Nach und nach wird das Bild immer klarer, bis der Homöopath mit Sicherheit die wichtigsten Mittel herausfinden kann, um letztendlich den Genius epidemicus zu bestimmen.

Jetzt ist er in der Lage, prophylaktisch mit dem Mittel zu arbeiten und alle anderen Grippefälle schnell zu lösen. Aber das Herausarbeiten des Genius epidemicus ist nicht nur für ihn wichtig, sondern auch für seine homöopathischen Kollegen. Mittel, die als Genius epidemicus bei Grippe in Frage kommen, sind unter den Kapiteln „Grippeschutz und –behandlung näher erläutert.

Epidemien verbreiten sich in einer Himmelsrichtung. Die noch nicht befallenen Gegenden können heutzutage wesentlich schneller als zu Hahnemanns Zeiten informiert werden. Die bedeutsamste Arbeit obliegt immer dem Homöopathen, der im Zentrum der Grippeentstehung sitzt. Eine weltweite Verständigung und gute Zusammenarbeit aller Homöopathen bilden gute Voraussetzung zur Bekämpfung von Epidemien und Seuchen. Massenhysterien und Panik leisten Epidemien Vorschub. Glücklicherweise sind sie im Verhältnis zu früher schwächer geworden. Je mehr wir uns von diesen Gedankenmustern befreien, um so schneller werden Epidemien von der Erde verbannt.

Sieg gegen Choleraepidemie

Bei der asiatischen Cholera im Jahre 1831 sammelte Hahnemann Berichte über die Cholera von Menschen, die aus Asien nach Deutschland kamen. Er arbeitete alle Fallbeispiele nach den Regeln der Homöopathie aus und kam auf drei Mittel, die bei dieser Epidemie angezeigt waren: Camphora, Cuprum und Veratrum album.

Kampfer war das wichtigste Mittel. Je mehr sich die Epidemie Deutschland näherte, desto intensiver bereitete Hahnemann seine Patienten, Freunde, Angehörige und Schüler in ganz Europa auf die drohende Gefahr vor. Alle Menschen, denen er empfohlen hatte, ein Kampferstück bei sich zu tragen, erkrankten nicht an der Cholera. Camphora, gleich zu Beginn der Cholera gegeben, wirkte heilend, aber nur, wenn gleichzeitig kein anderes Mittel gegeben wurde. Genauso gut kann es als Prophylaxe bei Grippe eingesetzt werden, wenn eine Verkühlung die Ursache war.

Durch den großen Erfolg bei dieser Epidemie wurden in vielen Ländern Verbote, Einschränkungen und Diskriminierungen gegenüber der Homöopathie aufgegeben.

Prophylaxe bei Verkühlungssymptomen

Camphora

Auslösender Faktor

- Kälte, insbesondere nasse Füße

Symptome

- großes Kältegefühl, kann sich nicht erwärmen
- trockene Haut, friert sehr
- außergewöhnliche Zerschlagenheit, fühlt sich schwer und kraftlos
- große Müdigkeit
- Gefühl, es könnte Fieber kommen

Nach Verkühlungen ist Camphora ein reines Vorbeugungsmittel. Wenn der Katarrh (Absonderung aus Nase, Hals oder Lunge) schon angefangen hat, ist Camphor nicht mehr angezeigt. Camphor wirkt schnell und prompt auf den Wärmehaushalt. Passiert das nicht, ist das Miasma schon aktiviert und Camphor wird zwar noch eine heilende Wirkung auf die Reaktionsfähigkeit des Körpers ausüben, aber den Infekt nicht mehr aufhalten können.

Dosierung: Camphora ist das erste Mittel, was sobald wie möglich nach einer Verkühlung gegeben wird.

- Geben Sie zwei Tropfen Camphora Ø (Urtinktur) auf ein Glas kaltes Wasser und nehmen Sie davon einen Schluck oder
- essen Sie etwas Traubenzucker, auf den Sie ein bis zwei Tropfen Camphor Urtinktur geben und trinken Sie danach einen Schluck kaltes Wasser.
- Wenn Sie jetzt auf der energetischen Ebene weiter behandeln wollen, nehmen Sie Camphora C30. Geben Sie fünf Tropfen auf ein halbes Glas kaltes Wasser und nehmen Sie davon alle Viertelstunde einen Teelöffel ein.

Tip

Wenn Sie sich stark verkühlt haben, ist es am besten, den Körper langsam an die Wärme zu gewöhnen und nicht sofort etwas Heißes zu trinken. Es ist sogar homöopathisch und heilsam, anfänglich einen Schluck von einer kühlen Kampferlösung zu sich zu nehmen. Wenn Sie sich langsam warmer fühlen, können Sie so viel Warmes trinken, wie Sie mögen. Manchmal entsteht bei einer Verkühlung ganz natürlich ein Bedürfnis nach etwas Kaltem. Um die Heilungsprozesse optimal zu unterstützen, ist es wichtig, den echten Bedürfnissen des Organismus nachzugehen. Diese sind sehr deutlich und eindringlich, im Gegensatz zu irgendwelchen ungenauen Wünschen. In diesem Fall bestimmt der Körper selber den homöopathischen Prozess.

Dosierung: Bei einer starken Unterkühlung bzw. Erfrierung ist Kampfer in der Urtinktur zu empfehlen. Je nach der Unterkühlung 1-2 Tropfen Kampfer in ein warmes, gegebenenfalls kühles Getränk geben und langsam trinken. Dies kann in den nächsten Stunden ein- bis zweimal wiederholt werden.

Tip für Pflanzenliebhaber:
Mit Kampfer können Sie auch Ihre Balkonpflanzen retten, wenn diese versehentlich etwas Frost abbekommen haben. Stellen Sie die betroffenen Pflanzen nicht sofort aus der Frostzone, aber nicht in ein warmes Zimmer, sondern erst in einen kühlen Raum.
Dosierung: Geben Sie 5 Tropfen Kampfer Ø auf einen Liter kaltes Wasser und besprühen Sie damit die Blätter.
(Weitere Maßnahmen bei Erfrierungen siehe unter Aconit und im Homöopathischen Ratgeber bei Notfällen.)

Echinacea

Echinacea kann genauso wie Camphora gleich zu Beginn einer Erkältung eingesetzt werden, wenn die Symptome passen (siehe unter Kapitel Grippe).

Dosierung: Es können in der Urtinktur bzw bis D3 oder in der C200 alle zwei Stunden drei Tropfen auf einen Eßlöffel Wasser eingenommen werden.

Schnupfen

Nachdem die Erkältung angefangen hat, müssen sich erst die deutlichen Symptome zeigen, bevor wir mit Sicherheit das passenden Mittel bestimmen können. Dieser Vorgang kann wenige Stunden bis zu einigen Tagen dauern.

Mittel bei kaltem, trockenem Wetter

- Aconitum napellus (Acon.), Sturmhut
- Belladonna (Bell.), Tollkirsche
- Bryonia alba (Bry.), Zaunrübe
- Hepar sulfuris (Hep.), Schwefelleber
- Nux vomica (Nux-v.), Brechnuß

Aconitum napellus

Auslösende Faktoren

- Starke Kälte, kalter trockener Wind
- Nach Anstrengung mit Schwitzen starker Kälte ausgesetzt sein, z.B. Gebirgswanderung

Symptome

- Stockschupfen mit rasenden Kopfschmerzen, Fieber, Schlaflosigkeit und großem Durst oder
- Fließschnupfen, wobei klares Wasser ständig aus der Nase tropft, mit häufigem, heftigem Niesen

✍ **Dosierung:** Aconit C 200, viertel- bis halbstündlich, bis deutliche Besserung einsetzt. Drei Gaben sollten genügen!

Tip
Sie können die Wirkung von Aconit erhöhen, indem Sie fasten und sich Ruhe und Erholung gönnen. Geben Sie jetzt Ihrem Bedürfnis nach großen Mengen kalten Wassers nach. Wasser, besonders kristallklares Gebirgswasser wirkt wie Balsam bei einem Aconit-Zustand, während Alkohol (Grog, Punsch, Glühwein etc.) vollständig die Heilungsprozesse stoppt und einen einfachen Schnupfen zu einer Lungenentzündung werden lassen kann.
Der Aconit-Mensch braucht viel frische Luft, aber genießt auch die wohltuende Wärme einer Daunendecke. Die Wohnung sollte zumindest während seiner Krankheit zur Nichtraucherzone erklärt werden. Er braucht die kräftigen Aromen der Nadelbäume (z.B. Latschenkiefernöl).
Aconit wirkt zusammen mit Kampfer Ø auf starke Kälteeinwirkungen, die zu richtigen Unterkühlungen führen, sehr erwärmend und heilsam auf Menschen, Tiere und Pflanzen (siehe auch Kapitel Camphora unter Prophylaxe).

Dosierung: Aconit C200 und Kampfer Ø, jeweils 2 Tropfen auf ein Glas Wasser oder jeweils 5 Tropfen auf einen Liter Wasser für die Pflanzen.

Belladonna

Auslösende Faktoren
- Haarewaschen oder -schneiden, Kälteeinwirkung am Kopf.

Symptome
- einseitiger Fließschnupfen mit roter Nase
- heiße Absonderung aus einem Nasenloch
- Nase sehr empfindlich, besonders die Nasenspitze, schmerzhaft wund beim Putzen
- Kopf empfindlich auf Kälte, der Kranke mag aber keine Mütze

tragen, da es sonst zum Hitzestau kommt.
- mag es am ganzen Körper warm haben, außer am Kopf
- heißer Kopf, aber kalte Hände und Füße
- Oberkörper heiß, aber trotzdem Kältegefühl
- berstende Kopfschmerzen sind oft vorhanden
- heißer Schweiss oder trockene heiße Haut mit Frösteln
- Zunge: schimmernd, glänzend rot

Der Belladonna-Schnupfen ist in der Regel nach drei Tagen verschwunden. Wenn der Schnupfen unterdrückt wird oder wenn der Kranke nicht warm genug zugedeckt, bzw. angezogen ist und seinen Kopf nicht geschützt hat, entstehen Kopfschmerzen, die ihn verrückt machen. Kinder können in diesem Zustand wild um sich schlagen.

Dosierung: Anfänglich 3x täglich eine Gabe C200, dann auf 2 und 1x täglich reduzieren.

Tips

Für den Belladonna-Menschen ist es wichtig, seinen Kopf zu schützen, auch wenn er dies nicht so gerne tut, da es ihm am Kopf zu heiß ist. Deshalb soll die Kopfbedeckung aus leichter Baumwolle oder Seide bestehen. Farbenfrohe Kopfbedeckungen sind hier sehr wohltuend. Belladonna-Menschen sind sehr aktiv und genesen am besten, wenn sie nicht auf ihre gewohnte Nahrung verzichten. Kinder, aber auch Erwachsene können sogar trotz der Erkältung etwas Milch zu sich nehmen. Limonaden, am besten hausgemachte aus frischen Früchten beschleunigen den Heilungsprozeß. (Rezepte finden Sie im Anhang) Der kluge Belladonna-Mensch weiß, daß eine Überreiztheit seines Gehirns zu einer Erkrankung führen kann. Sobald er spürt, daß sich diese Situation anbahnt oder er vorhat, seine Haare schneiden zu lassen, greift er zu Vorsichtsmaßnahmen.

♪ Er zieht sich zurück und legt eine Kassette mit aktiver, aber trotzdem ausgleichender Musik ein, vorzugsweise Wagner z.B. „Die Meistersinger“. Nach anfänglicher Ruhe im Bett, mit einem Tuch um seinen Kopf zu schützen, ist es ihm bald fast nach einem Tanz zumute: Kurzum, der Belladonna-Mensch erholt sich leicht und ist schnell wieder voller Kraft und Tatendrang. (Dieses Arzneimittelbild finden Sie im Homöopathischen Ratgeber Nr. 20 „Arzneimittelwesen“)

Bryonia

Auslösende Faktoren

- Längere Einwirkung von kaltem, trockenem Wind
- Wetterwechsel von kalt auf warm
- länger dauernde Warmwetterperioden.
- Schwitzen und länger der Kälte ausgesetzt sein, z.B. durch anstrengende Arbeiten im Freien

Symptome

- Fließschnupfen mit Niesen und schmerzhaft tränenden Augen
- Schnupfen mit Obstipation
- der Schnupfen macht den Kranken träge und unbeweglich, der Körper tut weh und er hat nur noch den Wunsch sich hinzulegen und nichts zu tun.
- trinkt kalte Getränke in großen Mengen
- Zunge: bräunlich belegt

Bryonia ist ein sehr beschäftigter Mensch. Er verrichtet seine tagtäglichen Arbeiten gerne und mit Bedacht. Sie sind ein Teil seines Lebens geworden und fließen ihm leicht von der Hand. Störungen oder Unterbrechungen des Tagtäglichen haben immer eine nachteilige Wirkung auf ihn. Der Gedanke, aufhören und sich der Störung zuwenden zu müssen, ist ihm zuwider, und wenn dies länger anhält, fuhrt es unweigerlich zu Krankheit. Er muß jetzt unbedingt von seinen Gewohnheiten Abstand nehmen. Totales Fasten und absolute Ruhe sind angesagt. Seine Leibspeisen, Brot und Bier, welche seinen Leib sonst immer bei Kräften halten, wirken jetzt wie Gift. Schon der geringste Verzehr kann gefährliche Zustände, wie eine Rippenfellentzündung, entstehen lassen.

✍ **Dosierung:** Bryonia C200, 3 - 4 Gaben täglich, bis der Patient wieder ganz gesund aufwacht, dann Mittel absetzen.
Folgemittel: Sulfur

Tips
Sobald der 'erfahrene' Bryonia-Mensch die ersten Zeichen einer schleichenden Erkältung spürt, wird er hellhörig und handelt sofort. Im Gegensatz zu dem sturen Bryonia-Menschen, der trotzdem weiter arbeiten will, aber letzten Endes für Tage oder Wochen außer Gefecht gesetzt wird, entscheidet er sich sofort, nichts mehr zu essen, und macht sich ein paar Liter heißen Tee, den er genüßlich trinkt. Danach legt er sich in einen dunklen Raum und deckt sich bis zur Nasenspitze zu. Jetzt schwitzt er sich 24 Stunden aus, wonach er zwar etwas entkräftet, aber gesund aufsteht. Es dauert noch einige Tage, bis er seine Kräfte, vor allem mit Hilfe von großen Mengen dünnflüssiger Suppen, ganz gesammelt hat.

Hepar sulfuris

Auslösende Faktoren
- Kaltes, trockenes Wetter
- Zugluft
- geringste Kälteeinwirkung

Symptome
- anfangs Fließschnupfen mit viel Niesen, schlechter durch kalte

frische Luft, besser im warmen Zimmer oder im warmen Bett
- später dickes, gelbes, nach altem Käse riechendes Sekret
- verstopfte Nase mit schmerzhafter Entzündung der Nasenneben- und Stirnhöhlen, empfindlich an der Nasenwurzel
- reichliche Absonderung, muß sich häufig in der Nacht die Nase putzen

Die Hepar-sulf.-Erkrankung ist zwar langwierig und entwickelt sich langsam, trotzdem können die ersten Zeichen sehr schnell und mit großer Heftigkeit eintreten. In sehr trockenen, kalten Gegenden oder ähnlicher Wetterlage kann die Krankheit wochen- sogar monatelang anhalten. Dabei kann das Allgemeinbefinden nach einer Weile durchaus zufriedenstellend sein. Bei wechselhaftem Klima reagiert der Körper entsprechend wechselhaft. Da der Eiweißstoffwechsel bei Hepar sulfuris nicht in Ordnung ist, ist es für seine Genesung wichtig, anfänglich auf hochwertige Eiweiße ganz zu verzichten. Dies gilt auch für Milch und Milchprodukte. Dagegen stören kleine Mengen Fisch oder Geflügel den Heilungsprozeß nicht.
Dosierung: Hepar sulfuris C 200, 2-3 Gaben täglich.

Tips
Wenn Ihr Immunsystem sehr erschöpft ist, ist ein Klimawechsel angebracht. Wärmere feuchte Gegenden sind für Sie als Hepar-sulf-Typ sehr wohltuend. Jedoch ist ein Blitzurlaub nicht immer möglich bzw. tragbar. Also müssen Sie sich dieses Klima zuhause erschaffen. Abends eine lange und heiße Dusche und sich dann in ein kuscheliges warmes Bett zu verkriechen, ist Balsam für Ihre Nerven. Wenn zusätzlich das Abendessen leicht war, genesen Sie in der Regel wieder sehr schnell. Es ist sogar ratsam, am ersten Tag abends gar nicht zu essen und nur heiße säuerliche Tees (Zitronen- oder Früchtetees) zu trinken. Bei den ersten Zeichen des Abgeschlagenseins wird ein Dampfbad (Türkisches Bad) sogar die Erkrankung abwenden können.

Nux vomica

Auslösende Faktoren

- Zugluft oder kalte, trockene Luft
- Sitzen auf kalten Steinen
- Naßwerden
- Haare schneiden

Symptome

- Nase anfangs verstopft, trocken, roh und wund
- Niesen und Fließschnupfen morgens, Nase nachts ganz verstopft, tagsüber einseitig, Nase läuft in warmen Räumen und am Tag
- draußen hört die Absonderung auf und das Allgemeinbefinden bessert sich
- wacht um 3.00 Uhr auf, Nase zu, fühlt sich schlecht, Aufsetzen bessert
- eigentlich möchte er lieber liegen, doch dann ist die Nase wieder verstopft
- wenn er durch den Mund atmet, trocknen die Schleimhäute zu sehr aus

Nux vomica ist zwar ein sehr verfrorener Mensch und möchte es gern warm haben, aber er verträgt die Wärme im gewissen Sinne nicht so gut. In einem warmen Raum sind alle Symptome ganz schlimm. Er muß sehr häufig niesen, wobei sehr reichlich Absonderung aus der Nase läuft, so daß er Hunderte von Taschentüchern aufbraucht. Jedoch ist ihm auch ein etwas geringfügig kühleres Zimmer sehr unangenehm. Draußen an der frischen Luft sind seine Schnupfensymptome so gut wie weg. Er muß aber sehr warm angezogen sein und kann nicht lange der Kälte ausgesetzt sein. Danach tut ihm ein Vollbad sehr gut. Nur am Gesicht braucht er keine Wärme, es ist ihm ohnehin zu heiß.

✍ **Dosierung:** Nux vomica C 200 alle 2 bis 4 Stunden eine Gabe, bis der Schnupfen weg ist.

Tips

Um sein Immunsystem intakt zu halten, muß der Nux-vomica-Mensch aktiv bleiben und genug an der frischen Luft sein. Jedoch darf er nicht zu sehr in Stress kommen, da er dadurch seine Schutzmechanismen vor der Kälte verliert. Sobald er die geringste Abkühlung spürt, muß er für schleunige Erwärmung des unterkühlten Körperteils sorgen. Sehr oft sind seine Füße betroffen, wobei ein heißes Fußbad fast immer das Richtige ist, um einen drohenden Infekt abzuwenden. Auch das warme Gebläse im Auto auf die Füße kann die Rettung sein oder ein heißes Getränk, in das er gerne einen Schuss Alkohol mixt. Das kann ihn zwar momentan stärken, aber auf lange Sicht gesehen ist es für ihn sehr schädlich, da er aus diesen Gewohnheit nicht mehr herauskommen kann. Der schlaue Nux-vomica-Typ kennt alle diese Finessen, die ihm guttun, einschließlich des Fastens. Jedoch muß er abends aufpassen, da es ihm bis dahin sehr gut geht, und er neigt dann schnell dazu, seine Genesung mit einem späten Besuch bei seinem Lieblingsrestaurant üppig zu feiern. Ganz fasten oder nur eine leichte Suppe am Abend zu sich zu nehmen, das wäre der heißeste Tip für ihn.

Mittel bei kalt-feuchtem Wetter

Dulcamara (Dulc.), bittersüßer Nachtschatten
Rhus toxicodendron (Rhus-t.), Gifteiche

Dulcamara

Auslösende Faktoren

- Kaltes feuchtes Wetter, wie Schnee, Meeresluft, Regen
- Verkühlung und Naßwerden nach Überhitzung
- Wetter- oder Klimawechsel von warm auf feucht-kalt
- Sitzen auf feuchter Wiese
- schleichender Kälte ausgesetzt sein

Symptome

- beginnt gleich mit Stockschupfen, Rücken-, Glieder- und Nackenschmerzen
- im warmen Raum fließt die Nase mehr, draußen weniger
- geringste Kälte wird nicht vertragen und löst Niesanfälle aus
- wenn der Schnupfen stockt, geht es ihm schlechter
- rote, wunde entzündete Augen mit viel Tränenfluß
- Wärme tut gut
- wenn er lange im Warmen war und dann rausgeht, wird er krank

Die Kälte bringt bei Dulcamara den ganzen Fluß zum Stocken und macht ihn steif, vor allem am Nacken. Es tut alles weh, und er braucht unbedingt Wärme, so daß er sich wieder wohler fühlt, und der Stockschnupfen zum Fließen kommen kann. Trockene beständige Wärme ist das Beste für ihn. Die süße Frische des Taus wird bitter, wenn er zu viel davon genießen will.

✍ **Dosierung:** Dulcamara C200, am ersten Tag 3x täglich 2 Globuli oder Tropfen, dann nur noch 1x täglich, bis die Symptome weg sind.

Folgemittel: wenn Dulcamara nicht oder nicht mehr hilft Mercur geben.

Tips

Ein beständiges warm-trockenes Klima ist das Beste für ihn, aber trotzdem muß er mit der Feuchtigkeit zurechtkommen. Dies kann er schaffen, indem er feucht gewordene Körperpartien z.B. durch Sitzen auf einer tau-feuchten Wiese kräftig abrubbelt, bis ihm heiß wird. Dulcamara ist ein gutes Mittel für Freizeitaktivisten, die sich nach dem Besuch eines Fitnesscenters oder einer Sauna leicht erkälten, wenn es draußen kalt ist. Um das Immunsystem auf den Temperaturwechsel vorzubereiten, ist es auch hier gut, den Schweiß ordentlich abzufrottieren.

Rhus toxicodendron

Auslösende Faktoren

- Regnerisches, kalt-feuchtes Wetter
- Nieselregen, Nebel
- Baden in kaltem Wasser

Symptome

- verstopfte Nase, dicke übel riechende Absonderung
- Nase geschwollen mit roter Nasenspitze
- Wundheitsgefühl durch häufiges Naseputzen
- krampfhafte Niesanfälle
- fühlt sich steif, möchte sich aber bewegen, weil er so unruhig ist
- Bewegen, z.B. nachts umhergehen, bessert
- kalte Luft macht ihm nichts aus, wenn er warm angezogen ist
- Durst auf Kaltes, fröstelt aber dadurch
- der Schnupfen ist oft mit einer Halsentzündung verbunden
- Zunge: Zungenspitze und -ränder rot, manchmal hinten gelbweiß belegt

Der Rhus-tox-Mensch ist keineswegs abgeneigt, in einer feuchten Gegend oder unter widrigen Umständen zu leben, denn er ist bemüht, mit seinem Umfeld zurechtzukommen. Kalt duschen z.B. kann ihm große Steifheit und Beengung verschaffen, aber er möchte trotzdem in der Lage sein, kalt duschen zu können.

✍ **Dosierung:** Rhus-tox C200, alle 2-4 Stunden eine Gabe

Folgemittel: Rhus-tox braucht häufig ein Folgemittel, oft ist es Sulfur oder Tuberculinum

Tips

Um das Immunsystem flexibel zu halten, so daß es auf den "Angriff" von Feuchtigkeit und Nässe vorbereitet ist, ist eine gewisse geistige und körperliche Einstellung notwendig. Der Rhus-tox-Mensch muß die Techniken lernen, um größere Beweglichkeit für sich selbst zu schaffen, also trotz Nässe- und Kälteeinwirkung beweglich zu bleiben. Wenn er vor einer kalten Dusche leichte Körperübungen macht, z.b. einfach etwas hüpft, kann er die Nässe besser vertragen. Einen schlauen Rhus-tox-Menschen werden Sie an einem Badesee, beim Hineinspringen ins nasse Element, leicht erkennen, weil er mit Armen und Beinen wild um sich paddelt.

Mittel bei verschiedenen Wetterlagen

Wechsel von kaltem zu warmem Wetter: Carbo vegetabilis (Carb-v.) pflanzliche Kohle, Gelsemium (Gels.), Kalium sulfuricum (Kali-s.) Kalium sulfat, Natrium muriaticum (Nat-m.) Kochsalz, Pulsatilla (Puls) Kuhschelle, Allium cepa (All-c.) Zwiebel
Ständiger Wetterwechsel: Arsenicum album (Ars.) Arsen, Tuberculinum bovinum (Tub-bov.) Rindertuberkulose
Wind: Euphrasia (Euphr.) Augentrost
Kalte, feuchte Luft: Mercurius solubilis (Merc.) Quecksilber

Carbo vegetabilis

Auslösende Faktoren

- warme Frühlingswinde nach kühlen Tagen mit hoher Luftfeuchtigkeit
- warm-feuchtes Wetter

Symptome

- Niesreiz durch Kitzeln in der Nase, kein befreiendes Niesen
- Anschwellen der Nasenschleimhäute
- abendliche Verschlechterung mit Heiserkeit
- schlapp, blaß, lustlos, voller Selbstmitleid

Der Carbo-vegetabilis-Typ hat gerne einen gleichmäßigen Lebensstil. Alles, was mehr Bewegung in seine Zellen bringen soll, macht ihn krank. Er liebt milde, süße Speisen. Nicht nur das Klima soll angenehm sein, sondern auch sein Essen: cremig, butterig und außergewöhnlich schmackhaft, worüber sich allerdings seine Abwehrzellen gar nicht so freuen. Um sie trotzdem in der notwendigen Bewegung zu halten, läßt er liebliche Weine und Kaffee, vor allem Caffe latte ihre Dienste verrichten.

✍ **Dosierung:** Carbo-v. C 200, alle 4-6 Stunden eine Gabe

💡 **Tips**

Bei einer Erkrankung ist es weise und angebracht, seine Ernährung auf liebevoll zubereitete, aber sahnefreie Suppen umzustellen. Wenn der Carbo-vegetabilis-Kranke auch kein Freund von frischem Obst ist, so gibt es doch auch Nahrungsmittelergänzungen aus Obst und Gemüse.

♪ Musik von Richard Strauss und ähnlichen Komponisten beschwingt ihn und baut sein Immunsystem auf.

Gelsemium

Auslösende Faktoren

- warm-feuchtes Wetter vor allem im Herbst und Winter
- Föhn

Symptome

- langsame Entwicklung der Erkältung
- Absonderung brennend heiß, ätzend, macht die Innenseite der Nasenflügel wund
- Fließschnupfen mit Niesen
- möchte zum Naseputzen keine Kraft anwenden
- schmerzhafte Stirnhöhlenentzündung, Stirnhöhlen entleeren sich nicht, es kommt nur ein wässriges Sekret
- Augen sind schwer und drücken
- Kopfschmerzen vom Hinterkopf ausgehend erschweren alles
- warmer Raum tut gut, friert aber trotzdem
- Frostschauer laufen den Rücken hoch und runter

Wärme, v.a. verbunden mit Feuchtigkeit, und Föhn stimmen das Immunsystem des Gelsemium-Menschen derart träge, daß er gar nichts mehr abwehren kann. Sein Geist wird unheimlich müde, so daß er sich kaum wachhalten kann. Nur der benommene, vom Hinterkopf ausgehende Kopfschmerz und die Schmerzen in den Knochen halten ihn davon ab, ganz wegzutreten. Dieser Zustand tritt langsam, aber unweigerlich ein. Es besteht Durstlosigkeit, direkt ein Widerwille zu trinken, aber die Nieren sind aktiv und scheiden viel Wasser aus.

✍ **Dosierung:** Gels. C 200, alle 4-6 Stunden eine Gabe

Tips
Für Sie als Gelsemium-Typ liegt Ihre Rettung darin, sofort große Mengen Warmes über den Tag verteilt zu trinken, am besten keine aufputschenden Tees, sondern dünne Getränke aus Getreide (Rezepte siehe im Anhang). Denn Ihre Kopfschmerzen werden besser, und Ihr Geist wird klarer durch reichliches Wasserlassen. Um noch besser aus der Lethargie herauszukommen, wäre es gut, das anzugehen, was Sie in letzter Zeit gescheut haben. Bis Sie wieder voll in die Aktivität gekommen sind, ist es ratsam, nicht zu essen.

Kalium sulfuricum

Auslösender Faktor
- Wetterwechsel von kalt auf warm-trocken

Symptome
- Verlangen nach frischer Luft
- abendliche Verschlechterung
- milde, dicke, gelbe bis gelblich grüne Absonderungen
- übelriechendes Sekret
- mag nichts Heißes (Zimmer, Getränke, Speisen, Wetter)
- durstig
- Zunge mit gelbem Schleim belegt

Das Immunsystem des Kalium-sulf-Menschen scheint sich trotz aller Mühe, nicht auf ein stabiles Niveau aufrappeln zu können. Jahr für Jahr leidet dieser Mensch unter schweren Sinusitiden und kann sie nicht loswerden. Es ist fast ein chronischer Zustand geworden, der bei jedem warmen Wetter akut ausbricht. Man kann die ersten drei Symptome leicht mit Pulsatilla verwechseln, aber die restlichen unterscheiden es von Pulsatilla.
Dosierung: Kali-s. C 200, alle 4-6 Stunden eine Gabe

Tips

Für Sie als Kalium-sulfuricum-Typ ist es jetzt an der Zeit, Ihr Immunsystem von Grund auf zu überholen. Ein Wechsel zu einem richtig kalten Klima wäre nur anfänglich die Lösung, außer wenn Sie die meiste Zeit Ihrer Arbeit draußen zu verrichten hätten. Eine starke körperliche Betätigung, Sonne, kristallklares Wasser und reine Luft würden für einen raschen Wiederaufbau Ihres Immunsystems sorgen. Nun ist es für Sie höchstwahrscheinlich nicht möglich, diesen Schritt zu tun. Bei einem akuten Infekt verfahren Sie daher folgendermaßen:

- Trinken Sie große Mengen sehr kaltes Wasser, welches das Immunsystem anregt, und essen Sie so lange nichts, bis Sie wirklich sehr hungrig sind. Verrichten Sie jetzt eine anstrengende Tätigkeit, die Sie den ganzen Tag in Anspruch nimmt, und die Sie schon lange machen wollten.
- Müssen Sie zwischendurch etwas essen, dann am besten Obst. Wenn Sie mit Ihrer Arbeit fertig sind, können Sie eine kalte Dusche nehmen oder sich eine Runde schwimmen gönnen. Anschließend genießen Sie Ihr Lieblingsgericht. Dazu nach Bedarf eine große Portion Schlaf.
- Als Dauerlösung: verrichten Sie mindestens dreimal in der Woche eine Arbeit, die Ihren Körper richtig in Anspruch nimmt und wobei Sie möglichst viel an der frischen Luft sein können. Befriedigen Sie Ihr Bedürfnis nach Flüssigkeit, indem Sie große Mengen kalten Wassers und Fruchtsaft trinken.

Natrium muriaticum

Auslösende Faktoren

- Wetterwechsel von kalt auf warm-trocken

Symptome

- Stock- und Fließschnupfen wechseln sich ab
- Katarrh mit viel wässriger Absonderung
- Sekret sieht aus wie rohes oder gekochtes Eiweiß
- draußen ist die Nase verstopft gleichzeitig mit wäßriger Absonderung
- Wundwerden der Nase durch häufiges Naseputzen
- häufige und heftige Niesanfälle
- Niesreiz ist draußen besser
- Schnupfen ist draußen, besonders bei unbedecktem Kopf und durch Anstrengung schlimmer
- Fieberbläschen um Mund und Nase
- Lippen trocken, schälen sich ab
- Zunge ist blaß

Der Natrium-mur-Mensch hat zwar Hunger und Durst, spürt aber keinen Appetit auf irgend etwas und mag nichts trinken. Sein Geruchs- und Geschmackssinn ist verlorengegangen. Nur stark gesalzene Speisen kann er schmecken. Weil jedoch seine Schleimhäute sehr ausgetrocknet sind, ist er gezwungen etwas zu trinken, aber Wasser schmeckt fade. Das einzige, was er einigermaßen trinken kann, ist Sprudel. Brot und andere Kohlenhydrate, die er sonst gerne in großen Mengen mag, kann er jetzt nicht mehr essen bzw. vertragen. Er mag es nicht zu warm haben, aber er möchte auch nicht raus gehen. Jegliche Anstrengung ist ihm unangenehm und am liebsten möchte er sich ins Bett verkriechen.

✍ **Dosierung:** Nat-m. C 200, alle 4-6 Stunden eine Gabe

Tips

Sie wissen jetzt nicht, was Sie essen sollen, weil Sie auf nichts Appetit haben. Doch eine nahrhafte Suppe, gut gewürzt mit frischem Knoblauch, wird Ihnen sicherlich zusagen. Sie werden dann richtigen Durst auf ein sprudelndes Mineralwasser bekommen und können wieder nach Herzenslust trinken. Um Ihr Immunsystem auf Dauer aufzubauen, können Sie für vier bis sechs Wochen eine Knoblauchkur durchführen, danach jedoch nur noch gelegentlich und sehr sparsam damit würzen. Denn alle Heilmittel und Kräuter erzeugen in der materiellen Form eine gegenteilige Wirkung, nachdem sie ihren Zweck, das Immunsystem in ihrer Weise zu stärken, erfüllt haben.

♪ Sie können jedoch im Gegensatz dazu die feinen Schwingungen der Musik von Mozart niemals überdosieren, sondern sie von nun an in ganzer Fülle in Ihr Leben einschwingen lassen.

Pulsatilla

Auslösende Faktoren

- Wärmeeinwirkung
- Föhn
- nasse Füße
- üppige fettreiche Mahlzeiten, Schweinefleisch

Symptome

- Schnupfen beginnt mit viel Schleimansammlung, die nachts immer mehr zunimmt, ohne den Schlaf zu behindern, und sich morgens in großen Mengen entleert
- reichlich dickes mildes Sekret, das später gelb bis grün ist
- Geruch von altem Katarrh in der Nase
- draußen ist die Nase frei und das Allgemeinbefinden gut
- aber beim Betreten eines Raumes setzt ein heftiger wässriger Schnupfen mit Niesen ein
- im Haus und abends ist der Schnupfen schlimmer

- Geruchs - und Geschmacksverlust
- trockene Lippen, die sich abschälen
- die Zunge ist grau-weiß belegt

Solange das Wetter kalt ist, kann der Pulsatilla-Mensch alles essen und vertragen. Ihm ist grundsätzlich warm und in einem warmen Raum friert er eher. Je kälter es dagegen ist, desto weniger friert er. Doch sobald die wärmeren Tage kommen, erkältet sich Pulsatilla beim geringsten Anlaß. Dies können sowohl emotionale Ursachen sein, als auch die oben erwähnten.
Als erstes verliert sie gänzlich ihren Appetit und Durst und zerfließt vor Selbstmitleid. Dies muß man ihr aber nicht unbedingt auf den ersten Blick anmerken. Später meldet sich ein Durst auf kleine Mengen Kaltes.

Dosierung: Puls. C 200, alle 4-6 Stunden eine Gabe

Tips

Als Pulsatilla-Mensch können Sie Ihre Krankheit sehr mildern bzw. vollständig abwenden, wenn Sie bei den ersten Alarmsignalen einen ausgiebigen gemütlichen Spaziergang an der kühlen frischen Luft machen, ohne sich zu erhitzen. Je kühler die Luft, desto besser, am besten, morgens oder abends im Wald.
Anfänglich ist es ratsam, nichts zu trinken, sobald aber der Durst kommt, können Sie sich eine große Menge kalten Zitronensaft machen. Sie können ihn schluckweise sauer trinken oder mit Honig süßen. Wenn Sie wieder Hunger verspüren, können Sie Ihren Durst noch mehr anregen, indem Sie etwas Käse essen. Dies ist wichtig, da Sie dazu neigen, zu wenig zu trinken. Meiden Sie anfänglich Milchprodukte und Fettes. Kleine Mengen Butter und Käse als Würzmittel zur Geschmacksverbesserung werden jedoch mühelos vertragen. Um Ihr Immunsystem auf Dauer aufzubauen, müssen Sie als Pulsatilla-Mensch genügend an der frischen Luft sein und Ihren Konsum an sahnigen, süßen

und konzentrierten Nahrungsmitteln reduzieren. Geben Sie Ihren echten Bedürfnissen nach viel Frischkost und leichter Nahrung nach.

Allium cepa

Auslösende Faktoren

- Frühjahr und Herbst

Symptome

- Fließschnupfen mit reichlicher ätzender Absonderung
- Augenentzündung mit mildem Sekret
- viel Niesen, besonders in einem warmen Raum
- Verschlechterung abends
- Schnupfen und allgemein besser durch frische, kalte Luft
- Schwere im Kopf bis hin zu drückendem Kopfweh
- Heiserkeit und Kratzen im Kehlkopf abends ab 21 Uhr
- hackender Husten durch das Einatmen von kalter Luft
- der Husten scheint den Kehlkopf zu zerreißen
- fühlt sich sehr heiß und hat viel Durst

Allium cepa, die Zwiebel, ist ein frühlingshaftes Mittel, und immer wenn die Wetterlage sich so anfühlt, kann es in Frage kommen. Da es nicht selten ist, daß in den späten Winterwochen der Duft des Frühlings zu riechen ist, kommt die Zwiebel auch dann zum Einsatz. Die zu schnelle Verordnung von Allium cepa bei jedem Fließschnupfen verursacht jedoch oft eine Unterdrückung. Die Schnupfensymptome werden zwar besser, aber nun tritt eher eine depressive Stimmung ein. Bald entsteht ein Reizhusten. Das oberste Gesetz in der Homöopathie lautet: Das allgemeine Befinden muß sich bessern, sonst ist es eine Symptomenbehandlung und eine Unterdrückung. Den mit Allium cepa verursachten Husten kann man meist mit Phosphor heilen. Sulphur, Nux vomica und Tuberculinum können auch in Frage kommen.

✍ **Dosierung:** All-c. C 200, alle 2-6 Stunden am ersten Tag, die nächsten 2-3 Tage weniger häufig. Nach drei Tagen ist meist alles vorbei.

Tips

Der Frühling ist eine sehr gute Zeit, um eine ein bis vierwöchige Zwiebelkur durchzuführen, vorzüglich mit Frühjahrszwiebeln. Dies ist besonders gut für diejenigen, die den Winter sehr angespannt verbracht haben.
Allium cepa ist überhaupt gut für alle Menschen, die sich über den Frühling nicht freuen können.

Arsenicum album

Auslösende Faktoren

- Ständige Wetterwechsel
- Baden und Kontakt mit Wasser

Symptome

- dünne, wundmachende Absonderung, auch nachts mit gleichzeitiger Verstopfung der Nase
- nachts bekommt er keine Luft und kann nicht schlafen, fühlt sich elend
- Kitzeln in der Nase, wie mit einer Feder
- muß viel niesen, aber es bringt keine Erleichterung
- Zerschlagenheitsgefühl durch häufige Niesanfälle
- große Kälteempfindlichkeit
- braucht viel Wärme, auch warm trinken und baden

Der Arsenicum-album-Mensch ist so erschlagen und erschöpft, daß er seine tagtäglichen Pflichten nicht mehr zu seiner Zufriedenheit erfüllen kann. Das macht ihn noch depressiver und manchmal hat er keine Lust mehr zu leben. Muß er während seiner Erkrankung etwas Wichtiges erledigen, so verlängert sich die

Genesungszeit. Im schlimmsten Fall schlägt die Erkältung auf die Lunge. In solchen Situationen muß Arsen noch häufiger und länger verabreicht werden. Ohne ein gutes Folgemittel ist hier eine befriedigende Ausheilung nicht möglich. Es besteht eine große Erkältungsanfälligkeit zu jeder Jahreszeit, besonders durch den Kontakt mit Wasser.

✍ **Dosierung:** Ars. C200, 3 - 4x täglich über mehrere Tage. Dies Mittel muß man häufiger und länger einsetzen.

Folgemittel:
- Phosphor, bei Lungenbeteiligung
- Sulfur, wenn ihm warm wird
- Tuberculinum, wenn er nicht aufhört zu frieren

Tips

Um für eine schnelle Genesung zu sorgen, muß der Arsen-Mensch gut versorgt und bei Kräften gehalten werden. Besonders die fortwährenden Sorgen sind es, die sein Immunsystem immer wieder schwächen. Er braucht anfänglich absolute Bettruhe. ♪ Sogar Musik könnte ihn zu früh wieder aktivieren. Wenn die Sonne anfängt unterzugehen, sollte er aber unbedingt etwas Musik hören. Die Werke von Giacomo Puccini (z.B. aus Gianno Schicci "O mio bambini caro") sind in hervorragender Weise dazu geeignet, seine Stimmung aufzuhellen, da diese sonst leicht in den Keller rutscht.

Da es ihm durch die Wärme nur kurzzeitig besser geht, nimmt er immer wieder kleine Schlucke heißen Tee zu sich. Sein Körper braucht jetzt viel Flüssigkeit und kräftige Nahrung, jedoch nur kleine Mengen von Fisch, Geflügel oder Fleisch, am besten als Suppeneinlage mit etwas Gemüse und Reis. Vegetariern verleiht Balsamico-Essig, Senf oder Meerrettich eine entsprechend kräftigende Energie.

Tuberculinum

Auslösende Faktoren

- Wetter- oder Klimawechsel von warm auf kalt-feucht oder kalt auf warm
- zu lange feuchte Wetterphasen

Symptome

- sehr wechselhaft
- Fließschnupfen mit viel Niesen
- morgens dicke, gelbe bis grünliche reichliche Absonderung
- es bilden sich viele Krusten in der Nase
- unstillbares Verlangen nach frischem Obst oder kräftigem Essen

Sobald der Tuberculinum-Mensch krank wird, fängt er an zu frieren und wird unruhig. Das tagtägliche Leben wird ihm zu fade. Er muß etwas unternehmen. Sein Appetit und Durst leidet keineswegs unter der Erkrankung. Auf Zitrusfrüchte und -getränke entwickelt er einen richtigen Heißhunger. Großer Appetit auf kräftige Nahrung kann auch vorkommen.
Trotz des Frierens tut ihm der Aufenthalt an der frischen Luft allgemein gut und bessert auch all seine Symptome.

Dosierung: Tuberculinum C200, 1- 2 Gaben täglich, bis der Schnupfen weg ist.

Tips

Es ist für Sie als Tuberculinum-Menschen wichtig, Ihren echten Bedürfnissen, die bei einer akuten Erkrankung hochkommen, voll nachzugehen. Sollten Sie zehn Orangen an einem Tag essen wollen, ist das genau das Richtige, um Ihr Immunsystem aufzubauen. Manche haben das typische Verlangen, den ganzen Tag draußen zu sein und danach ein kräftiges Essen zu sich zu nehmen.

Euphrasia

Auslösender Faktor
- Wind

Symptome
- heftiger Fließschnupfen, der den Kehlkopf angreift und einen harten Husten verursacht
- Husten, morgens mit reichlichem Auswurf
- Husten locker am Tage, nachts trocken, besser im Liegen
- Fließschnupfen am Tag
- die Nase ist nachts und im Liegen verstopft
- Augen ätzend, tränend, blutunterlaufen, durch Wind gereizt
- Nasensekret mild
- Es fröstelt ihn, aber das Gesicht ist heiß

Bei Euphrasia bleibt es nicht bei einem Schnupfen, sondern es entwickelt sich immer auch ein Husten. Die Krankheit kann sich relativ schnell entwickeln. Im Gegensatz zu Allium cepa sind die Augen bei Euphrasia stark angegriffen und sondern ein ätzendes, wundmachendes Sekret ab. Euphrasia ist auch ein Frühlingsmittel und mit dem Neubeginn kommt das Bewußtsein nicht mit. Der Mensch fühlt sich schutzlos. Bald werden die oberen Luftwege angegriffen, und ein harter trockener Husten wird ausgelöst. Er kann die Realität, daß die Natur sich immer wieder regeneriert, schlecht anschauen. Er will lieber das Öde behalten, als noch einmal zu erleben, daß alles wieder vergeht.

Dosierung: Euphr. C 200, 2 - 3x täglich, 2 - 3 Tropfen.

Tips

Schon bei den ersten Anzeichen von Frühling sollte der Euphrasia-Mensch seine Haltung straffen, indem er seine Schultern nach hinten wirft und den Brustkorb vorstreckt. Tief die vitalisierende Luft einatmend kann er jetzt sein Zuhause und seinen Garten für den Neubeginn vorbereiten.

Mercurius solubilis

Auslösende Faktoren
- kalte, rauhe, feuchte Luft

Symptome
- Nase wird sehr schnell wund und tut weh
- viel Niesen
- anfangs reichliche, wässerige, ätzende Absonderung
- später dicker, grüner, übelriechender Eiter
- reichlicher überriechender Schweiß
- Verschlechterung durch Zugluft
- unruhig, fühlt sich unbehaglich, weil ihm keine Temperatur auf die Dauer angenehm ist
- Gliederschmerzen
- Heiserkeit
- Husten mit Durchfall
- rauher, trockener, kitzelnder Husten
- mit leichtem Stechen in der Brust, schlimmer beim Niesen und Reden, abends und nachts
- die Zunge ist schlaff, blaß, geschwollen mit Zahneindrücken an den Rändern

Dies Mittel vermag sowohl sehr tiefsitzende hochakute als auch sehr chronische Entzündungen zu heilen. Wenn das Gefühl der schleichenden Kälte nicht beachtet wird, ist Mercur den Dulcamara-Symptomen sehr ähnlich.
Wenn der Mercurius-Mensch durch Kälte krank wird, geschieht das schnell, und er fängt furchtbar an zu frieren. Anderseits mag er keine warmen Räume, dadurch fließt die Nase viel mehr. Er reißt die Fenster auf, aber der Luftzug tut ihm auch nicht gut und die Kälte läßt die Nase noch mehr fließen. Bald fühlt er sich fiebrig und bekommt großen Durst auf kalte Getränke. Er muß zwar viel schwitzen, aber das hat keine heilsame Wirkung auf die

Erkältung. Nachts ist die Nase meist verstopft. Die schlaffe, blasse, geschwollene Zunge mit oder Zahneindrücke ist oft ein guter Hinweis auf Mercur.

Dosierung: Merc. C 200, 2x täglich eine Gabe

Tips

Der Feind des Mercur-Menschen ist die Kälte. Wenn er fühlt, wie die Kälte in ihn schleicht, muß er sofort etwas dagegen unternehmen. Er muß für Wärme und trockene Luft sorgen. Wichtig ist es für ihn, innerlich aktiv und dynamisch zu sein.

♪ In einem warmen, gelüfteten Raum leicht zugedeckt zu liegen und Musik von Debussy zu hören, aktiviert ihn innerlich. Sobald er Süßigkeiten und Alkohol meidet, freut sich sein Immunsystem.

Mercur soll nur solange genommen werden, bis das Immunsystem positiv reagiert, und der Mensch sich wohler fühlt, auch wenn der Schnupfen noch sehr aktiv ist. Schon eine Gabe Mercur, gleich am Anfang gegeben, kann genügen, um eine Erkältung zu stoppen. Jedoch hat Mercurius solubilis keine Wirkung auf die Neigung, sich immer wieder zu erkälten, die dem Miasma Tuberculose zuzuordnen ist. Zu viele Gaben von Mercur können dies Miasma sogar verstärken. Dies gilt nur für Mercurius solubilis, jedoch nicht für seine Salze, vor allem die Jodverbindungen.

Weitere Mittel bei Schnupfen

Ferrum phosphoricum (Fe-phos.) - Ferrum phosphat, Jodum (Jod) - Jod, Kalium bichromicum (Kali-bi.) - Kaliumdichromat, Lycopodium (Lyc.) - Bärlapp, Phosphor (Phos.) - Phosphor, Sulfur (Sulf.) - Schwefel

Ferrum phosphoricum

Symptome

- selten reiner Schnupfen, oft mit einer Bronchitis oder Kehlkopfentzündung verbunden
- blutige Absonderung aus der Nase
- Neigung zu Nasenbluten, besonders morgens
- müde, fühlt sich so schwach, daß er sich hinlegen muß, bei Untätigkeit fühlt er sich aber auch nicht wohl
- Anstrengung, Kälte und frische Luft verschlechtern
- ist in ständiger, sehr langsamer Bewegung, wandert ruhelos von einem Zimmer ins nächste
- Kopfschmerzen, besser durch kalte Kompressen und kalte Luft

Der Ferrum-phos-Mensch kann nicht krank sein. Kranksein bedeutet abgeschnitten sein vom Leben, das kann er nicht aushalten. Er kann nicht glauben, daß ihn das Immunsystem im Stich gelassen hat. Er glaubt, daß mit etwas mehr Krafteinsatz alles zu schaffen ist und die Krankheit verschwinden wird. Jedoch schwächt ihn die geringste Anstrengung und zwingt ihn, sich zu erholen. Da sich der Ferrum-phos-Mensch nicht entscheiden kann, ob er sich zugestehen darf, sich voll zu erholen oder ob er die Krankheit mit eiserner Willenskraft einfach abschütteln soll, siecht er unendlich weiter. Sein Immunsystem steht auch in diesem Konflikt und kann nicht die endgültige Kraft aufbringen, um die Krankheit zu besiegen. Das Mittel Ferrum-phos gibt ihm die Kraft, die er so verzweifelt sucht. Es kann außerdem eine Anämie (Blutarmut) vorliegen, die den Menschen chronisch schwächt.

✍ **Dosierung:** Ferr-p. C 200, 2x täglich eine Gabe bis zur Ausheilung (ca. eine Woche)

Tips

Als Ferrum-phos-Mensch müssen Sie die Entscheidung fällen, den notwendigen Kräfteeinsatz immer wieder aufzubringen, um Ihr Pensum durchzuziehen oder sich voll und ganz zu erholen. Dazu müssen Sie Ihre innere Unruhe besiegen und solange im Bett bleiben, bis Sie sich ganz gesund fühlen. Wenn Sie allerdings weiter arbeiten möchten, dann muß Ihre Nahrung nicht nur vitaminreich, sondern auch kraftvoll sein. Am besten bekommt Ihnen in diesem Zustand ein großer Teller Rohkost mit viel Nüssen, Samen, Sprossen, roter Bete und Käse sowie einem Dressing aus gutem Oliven-, Leinsamen-, Weizenkeimöl etc. Anschließend können Sie nach Bedarf eine kleine Menge Gekochtes essen.
Sollten Sie sich aber für die zweite Möglichkeit entscheiden, so ist Fasten sehr unterstützend. In der Genesung beginnen Sie wieder langsam mit der Nahrungsaufnahme in kleinen Portionen.

Jod

Auslösende Faktoren

- Wärme
- Kummer

Symptome

- Nase trocken und verstopft, Fließschnupfen an frischer Luft
- heftiger Schnupfen mit viel dünner, ätzend-heißer Absonderung und Niesen
- es tropft wie Wasser aus der Nase

- draußen läuft vermehrt heißes Wasser aus der Nase
- drückender Schmerz in der Stirn oder über der Nasenwurzel

Jod ist ein sehr alter aktiver Mensch, der sich immer getrieben fühlt, beschäftigt zu sein. Wenn seine Aktivität durch irgendwelche Umstände gelähmt wird, so wird auch sein Immunsystem sehr anfällig. Vor allem Liebeskummer kann ihn so benommen machen, daß er sich nicht mehr gegen Krankheiten wehren kann. Genauso kann z.B. große Wärme seinen Körper und Geist träge machen. Diese Trägheit macht ihn krank.

✍ **Dosierung:** Jod. C200, 2x täglich eine Gabe

Tips

Wenn er krank ist, ist sein Verlangen nach frischer Luft und Kälte noch größer. Auch wenn durch die frische Luft noch mehr heiße ätzende Absonderung aus der Nase fließt, braucht er unbedingt die Frische des Draußenseins, weil er so ein feuriges Temperament hat. Krankheiten beeinträchtigen seinen erstaunlich großen Appetit nicht.

Kalium bichromicum

Auslösende Faktoren

- Abkühlung, wenn erhitzt

Symptome

- dicke gelbe, manchmal grünliche Absonderung
- fadenziehendes, zähes Sekret, klebt in der Nase und kann in langen Fäden herausgezogen werden
- trockene Nasenschleimhäute
- drückender Schmerz in den Nasenknochen bis zur -wurzel

Kalium bichromicum ist ein sehr aktiver Mensch und produziert viel Energie. In der Regel sind diese Menschen auch kräftig gebaut und frieren nicht leicht. Sie brauchen gute Portionen von kräftiger Nahrung und trinken normalerweise sehr viel, aber sie achten nicht darauf, welche Nahrungsmittel in welchen Mengen sie zu sich nehmen. Vor allem ihre Vorliebe für Bier, v.a. dunkles, macht sie anfällig. Die Nasen- und Nebenhöhlen neigen zu Trockenheit mit harten, festen Krusten. Das Ablösen ist sehr schmerzhaft und hinterläßt wunde Stellen. Neue Krusten bilden sich bald wieder.

✍ **Dosierung:** Kali-bi. C 200, 2-4 stündlich eine Gabe

Tips

Bei einem Anflug von Erkältungsgefühl ist es Zeit, sich auf eine gesunde Lebensweise zu besinnen. Sie finden schneller wieder zu sich, wenn Sie statt Bier sehr verdünnte Fruchtsäfte trinken. Genauso kräftigen Blattsalate und Gemüse Ihr Immunsystem, während es durch zuviel tierisches Eiweiß, wie Käse, geschwächt wird. Kürbis ist eine gute und reichhaltige pflanzliche Eiweißquelle. Für Sie als Kalium-bichromicum-Mensch ist es nicht günstig, Ihren Aktivitätsdrang zu lange zu unterbrechen.

♪ Mit Beethoven-Musik können Sie sich gut regenerieren.

Lycopodium

Auslösende Faktoren

- zu viel Wärme
- seine Meinung unbedingt geltend machen wollen
- Empörung über die Dummheit anderer

Symptome

- ätzende Absonderung, welche die Oberlippe wund macht
- Fließschnupfen geht in einen Stockschnupfen über
- Verstopfung an der Nasenwurzel
- nachts ist die Nase völlig verstopft, so daß er durch den Mund

atmen muß
- morgens eitrige, schleimige Absonderungen
- oft auch elastische Schleimpfropfen in der Nase
- verstopfte Nase besser nach dem Aufstehen und Herumgehen
- dumpfe Kopfschmerzen zwischen den Augen, in der Stirnmitte oder auf der ganzen Stirn
- Kopfschmerzen besser durch Essen

Der Lycopodium-Mensch lebt in einer Welt, wo alles sehr schön nach seinen utopischen Vorstellungen läuft. Er kann daher in vollen Zügen essen, trinken und leben und fühlt sich wohl dabei. Er braucht keine dogmatischen Gesundheitsregeln von anderen, die seinen Genuß schmälern könnten. Auch wenn er eine Sinusitis bekommt, schadet es ihm nicht, weiterhin so wie immer zu essen. Jedoch braucht er jetzt vor allem warme Speisen und Getränke und möchte von seinen tagtäglichen Aufgaben Abstand nehmen.

Dosierung: Lycopodium C 200, 2x täglich eine Gabe

Tips

Wegen seines übermäßigen Einsatzes bei seinen Interessen war der Lycopodium-Mensch meistens zu wenig an der frischen Luft. Es tut ihm daher gut, sich draußen viel Bewegung zu verschaffen. Sein gutes Immunsystem verlangt kein absolutes Fasten von ihm, sondern nur kleinere Mengen und leichtere Kost.

Phosphor

Auslösende Faktoren
- Kalt baden oder duschen
- zuviel Verantwortung kombiniert mit zuwenig Ruhe

Symptome
- häufiger Wechsel von Stockschnupfen zu Fließschnupfen.
- Fließschnupfen einseitig, mal rechts mal links
- blutig, gelbliche Krusten, die sehr fest sitzen
- Nase rot glänzend, schmerzhaft
- Niesen verursacht rauhes Gefühl im Hals und Schmerzen im Kopf
- Schnupfen macht Hals wund und den Kopf dumpf

✍ **Dosierung:** Phosphor C200 eine Gabe verabreichen und abwarten. Bei nur leichter Besserung alle 4 - 12 Stunden wiederholen. Bei schneller guter Wirkung nur dann wiederholen, wenn ein richtiger Stillstand eintritt.

Tips

Der Phosphor-Mensch hat sich höchstwahrscheinlich wieder einmal ausgepowert. Er braucht jetzt absolute Ruhe, vor allem viel Schlaf und Schutz vor der Kälte. Trotz der Erkrankung hat er meist einen ungewöhnlich guten Appetit. Diesem sollte er aber nicht unbedingt nachgeben. Es wäre ratsamer für ihn, seinen großen Durst zu stillen und viel Erfrischendes zu trinken.

♪ Die Musik von Jacques Offenbach kann ihm dabei helfen, in einen tiefen erholsamen Schlaf zu fallen. Danach sollte er wieder viel trinken und erst dann seinen Hunger mit Kraft spendenden, wohlschmeckenden, leichten Speisen befriedigen.

Sulfur

Auslösende Faktoren
- überhitzt werden
- zuviel erhitzende Speisen oder Getränke (z.B. Alkohol) und gleichzeitiger Bewegungsmangel

Symptome
- heftiger Fließschnupfen
- Nase im Warmen verstopft, fließt im Freien
- Absonderung brennend, ätzend, klebrig, von gelber bis grünlicher Farbe
- Verlangen nach warmen Getränken

Der Sulfur-Mensch hat zuviel Schlacken und Hitze in sich. Auch wenn es ihn zu Beginn der Erkältung frösteln kann, wird es ihm bald zu warm. Vor allem in warmen Räumen schießt ihm die Hitze ins Gesicht. Er fühlt sich sehr lethargisch und will es einfach nur kühl haben, braucht aber Warmes für seinen Magen.

✍ **Dosierung:** Sulfur C200 alle 4 - 6 Stunden eine Gabe.

Tips
Als Sulfur-Mensch verlieren Sie bei akuten Krankheiten meist ganz Ihren Appetit und sollten nur trinken. Um Ihr Immunsystem richtig anzukurbeln, ist es allerdings wichtig, alle aufputschenden Getränke wie Grog, schwarzer Tee, Kaffee, Kamille, Pfefferminz, Chai, Ingwer etc. zu meiden. Am besten sind saure Tees wie Berberitze, Hagebutte, Zitronengras. Auch wenn der Appetit zurückkommt, sollen Kohlenhydrate für längere Zeit gemieden werden.

♪ Genießen Sie die Ruhezeit, um etwas Innenschau zu halten und lassen Sie sich von der Musik des englischen Komponisten Edwart Elgar inspirien. Nachdem Sie vorher wenig Ruhe gehabt haben, brauchen Ihr Körper und das Immunsystem viel Bewegung an der frischen Luft.

Husten

Mittel bei trockener, kalter Wetterlage

Aconit (Acon.) - Eisenhut, Belladonna (Bell.) - Tollkirsche, Bryonia (Bry.) - Zaunrübe, Causticum (Caust.) - Ätzkali, Hepar sulfuris (Hep-s.) - Schwefelleber, Nux vomica (Nux-v.)-Brechnuß, Rumex (Rumx.) - Krauser Ampfer, Spongia (Spong.) - Schwamm

Aconitum napellus

Auslösende Faktoren

- starke Kälte
- kalter trockener Wind
- nach Anstrengung mit Schwitzen starker Kälte ausgesetzt sein, z.B. Gebirgswanderung

Symptome

- schnelles und heftiges Auftreten des Hustens
- es kann sich unter Umständen schnell eine Lungenentzündung entwickeln
- andauernder, kurzer, trockener Husten mit Erstickungsgefühl
- die ganze Brust fühlt sich trocken an
- die Rauheit im Kehlkopf reizt zum Husten
- lauter, bellender, schallender Husten
- laut hörbares Ausatmen

Der Aconit-Husten kann kurze Zeit nach der Auswirkung von starker Kälte auftreten. Er setzt bis spätesten vor Mitternacht des gleichen Tages mit großer Heftigkeit ein und quält den Menschen. Er wird sehr unruhig und bekommt große Angst zu ersticken.

✍ **Dosierung:** Aconit C200 alle 2 Stunden. Wenn nach spätestens zwei Gaben keine Besserung eintritt, ist Aconit nicht angezeigt. Aconit ist meistens nur für kurze Zeit angebracht und braucht häufig ein Folgemittel.

💡 **Tip**
Bettwärme und viel trinken sind hilfreich.

Belladonna

Auslösende Faktoren
- Haare schneiden oder waschen
- kalte Luft

Symptome
- trockener, kitzelnder Husten, kratzt im Hals
- Hustenanfälle enden oft mit Niesen
- bellender Husten nachts oder im Schlaf
- der Husten entwickelt sich schnell zu großer Heftigkeit
- oft ist der Husten von rasenden Kopfschmerzen begleitet
- Heiserkeit mit schmerzhafter Trockenheit im Kehlkopf
- Hals rauh und wund, sehr rot und leuchtend
- das Gesicht ist rot und die Augen leuchten

✍ **Dosierung:** Belladonna C200 alle 4 Stunden eine Gabe
Tips siehe Kapitel Schnupfen (Belladonna)

Bryonia

Auslösende Faktoren
- kalter, trockener Wind
- wenn der Schweiß unterdrückt wird nach Überhitzung
- Wetterwechsel von kalt auf länger anhaltende Warmwetterphasen

Symptome

- der Katarrh wandert langsam von der Nase runter in den Hals, in die Luftröhre und in die Bronchien
- gleich zu Beginn des Hustens bekommt er oft Verstopfung
- trockener, krampfhafter, schmerzhafter stechender Husten
- schlimmer nachts, durch Bewegung, Essen und Trinken, beim tief Einatmen oder beim Eintreten in einen warmen Raum
- besser durch Ruhe, warme Getränke und vorn übergebeugt Sitzen
- beim Husten muß er sich die Brust halten
- Husten erschüttert den ganzen Körper
- Stiche in der Brust beim Husten

Der Bryonia-Husten entwickelt sich sehr langsam zu großer Heftigkeit und Schmerzhaftigkeit. Die Gefahr einer Rippenfellentzündung besteht. Oftmals sind Erwachsene mit Rheuma oder Leberbeschwerden dafür empfänglich. Es sind sehr zähe Menschen. Bei einem wechselhaften Klima kommt Bryonia nicht so häufig vor, sondern eher dort, wo es längere Zeit gleich bleibt.

✍ **Dosierung:** Bryonia C 200, 3x täglich eine Gabe

Tip

Wegen der Leberbelastung ist Fasten hier unbedingt erforderlich. Sobald der Appetit etwas zurückkommt, sind warme Suppen ohne Getreide sehr wohltuend.

Causticum

Auslösende Faktoren

- trockene, kalte Wetterlage
- kaltem trockenem Wind ausgesetzt sein

Symptome

- gestörter Schlaf durch trockenen, hohlen Husten
- Hustenreiz im Hals, als ob der Hals verätzt wäre
- Heiserkeit bis Verlust der Stimme
- Brennen oder Wundheit in der Brust
- unwillkürlicher Harnabgang beim Husten
- Husten schlechter durch Reden und Kälte
- Schleimrasseln, kann den Schleim nicht hoch husten
- Gefühl, als würde sich der Schleim lösen, wenn er nur etwas tiefer husten könnte
- hochgehusteten Schleim muß er herunterschlucken
- lähmungsartige Schwäche der Atemmuskulatur
- ein Schluck eiskaltes Wasser bessert den Hustenanfall sofort
- Warmwerden, vor allem im Bett, verschlechtert den Husten

Anfänglich ist Fasten gut. Später braucht er seine Lieblingsnahrung, stark angeröstete Speisen oder Geräuchertes.

✍ **Dosierung:** Causticum C 200, anfangs 2-3x täglich, später 1x täglich eine Gabe

Hepar sulfuris

Auslösende Faktoren

- kaltes, trockenes Wetter

Symptome

- durch die geringste Kälteeinwirkung kann Husten ausgelöst

werden
- Splittergefühl unterhalb des Kehlkopfes bis hin zu den oberen Bronchien
- Husten schlechter beim Abdecken, selbst wenn es nur die kleine Zehe ist
- allgemein geht es ihm durch warme Getränke besser, aber der Husten ist unbeeinflußt
- Auswurf: dick, zäh, gelb, leicht abzuhusten
- schwitzt die ganze Nacht ohne Erleichterung

Der Husten kann sehr langwierig sein. Durch Feuchtwetterphasen wird der Husten besser, kommt aber anschließend wieder. Der Hepar-Mensch ist auch im gesunden Zustand verfroren.

✍ **Dosierung:** Hepar sulfuris C200, 3x täglich, später nur noch 1x täglich.

Tip

Viel trinken und leicht essen hilft Ihnen dabei, die Krankheit schneller zu überwinden. Saure Speisen und Getränke aktivieren Ihre Abwehrkräfte. Eine Wollmütze zu tragen oder heiße Dämpfe zu inhalieren, tut Ihnen auch gut.

Nux vomica

Auslösende Faktoren

- Zugluft oder kalte, trockene Luft
- Sitzen auf kalten Steinen
- Naßwerden
- Haare schneiden

Symptome

- trockener, krampfhafter Reizhusten verursacht Wundheitsgefühl in der Brust

- ständiges Kitzeln im Hals löst Husten aus, der sehr anstrengt
- um den Nabel Schmerzen beim Husten
- Husten besser durch warme Getränke, draußen, aber nicht, wenn es zu kalt ist
- Husten schlimmer im warmen Raum, durch Kälte, kalte Getränke, abdecken
- Erkältung kann mit Kopfschmerzen verbunden sein

Obwohl der Nux-vomica-Husten durch Kälte schlimmer wird, ist der Husten draußen besser, wenn der Kranke warm angezogen ist.

✍ **Dosierung:** Nux vomica C 200, 3x täglich, später 1x täglich.

Rumex

Auslösender Faktor

- trocken-kaltes Wetter
- leicht bekleidet bei Kälte

Symptome

- Einatmen kalter Luft löst Hustenreiz bis zum Stimmverlust aus
- zieht sich die Bettdecke über den Kopf, um sich vor kalter Luft zu schützen
- Husten besser in warmer Luft
- ständiger Hustenreiz von der Halsgrube bis zur Abzweigung der Bronchien
- trockener Husten mit wenig Auswurf

Der Rumex-Mensch spürt normalerweise die Kälte nicht und auch bei großer Kälte kleidet er sich wie im Hochsommer. Er kann seine Lebensaufgabe mit Gelassenheit angehen. Nur wenn äußere Umstände in seine Leichtigkeit eine gewisse Aggressivität hineinbringen, ist er gefährdet. Seinem Immunsystem werden die bedrückenden neuen Umstände zu viel und es versucht, sie mit explosionsartigen Hustenanfällen abzuwerfen.

✍ **Dosierung:** je nach Heftigkeit alle 2-12 Stunden eine Gabe Rumex C 200

💡 **Tips**

Ihr Immunsystem muß sich neu organisieren und braucht absoluten Schutz vor der Umwelt und der Kälte. Auch eine Zeitlang zu fasten wird Sie aufbauen.

♪ Das Lied Ave Maria spendet Ihnen die Kraft auch in neuen Situationen Ihre Leichtigkeit zu bewahren.

Spongia

Auslösender Faktor

- kalt-trockenes Wetter

Symptome

- Husten hört sich wie eine Säge an
- trockener Husten ohne Schleim
- Hustenanfall um oder nach Mitternacht
- Husten besser durch Kopf hochhalten
- Husten besser durch warmes Essen und Trinken

Der Spongia-Mensch nimmt das Leben zu leicht und meint, alles ist Spaß. Mit dieser Geisteshaltung könnte man durch das Leben gehen, ohne irgendwelche Konsequenzen tragen zu müssen. Diese Einstellung ist gut, sogar unentbehrlich, um mit allen Möglichkeiten experimentieren zu können. Jedoch muß man dann das Beste für sich auswählen und allesUnnötige beiseite legen. Wenn er sich mit zuviel Sachen einläßt, die ihm Energie rauben, verkraftet es bald sein Immunsystem nicht mehr.

✍ **Dosierung:** anfänglich Spongia C 200 alle 2 Stunden, später 1-2 Gaben am Tag

Tips
Alles Warme tut Ihnen gut. Nur wenn Sie auf heißen Grog oder warmes Bier Lust haben, wäre es für Ihr Immunsystem eine Wohltat, die Finger davon zu lassen. Das Beste ist jetzt, einen heißen Kräuter-Tee Ihrer Wahl zu trinken, jedoch keine heiße Schokolade und Süßspeisen zu essen. Ihr Immunsystem freut sich auch über eine warme Erbsensuppe mit geriebenen Karotten.

Mittel bei Feuchtigkeit oder im Frühling

Dulcamara (Dulc.) - bittersüßer Nachtschatten, Rhus toxicodendron (Rhus-tox.) - Gifteiche, Cina (Cina) - Cina, Ipecacuanha (Ip.) - Brechwurzel, Arsenicum album (Ars.) - Arsen, Carbo vegetabilis (Carb-v.) - pflanzliche Kohle

Dulcamara

Auslösende Faktoren
- kalt-feuchtes Wetter und Schnee
- Verkühlung und Naßwerden nach Überhitzung
- Wetterwechsel auf kalt

Symptome
- lockerer Husten mit reichlich Auswurf
- schlimmer in kalter, feuchter Luft
- tiefes Einatmen verschlimmert oder löst bellenden, rüttelnden Husten aus
- Wärme tut gut
- steifer Nacken während oder nach der Erkältung

- häufig mit Augenentzündung; gerötete, wunde Augen mit viel Sekret
- es befällt ihn eine schleichende Kälte

✍ **Dosierung:** Dulcamara C 200 alle 2-4 Stunden eine Gabe
Folgemittel: Wenn Dulcamara nicht oder nicht mehr hilft, Mercur geben

💡 **Tips**
Ihr Immunsystem braucht die Bewegung an der frischen Luft, um gegen die Krankheit kämpfen zu können. Schützen Sie Ihren Kopf, besonders Ihren Nacken, vor Wind und Kälte. Für Krankheiten, die durch schleichende Kälte entstehen, kommt auch Mercurius in Frage.

Rhus toxicodendron

Auslösende Faktoren
- Durchnässung
- kalt-feuchtes Wetter

Symptome
- trockener, kurzer Reizhusten, kitzelt in den Bronchien
- Husten und Heiserkeit besser durch Sprechen und Wärmeeinwirkung
- Husten schlimmer morgens, im Schlaf, durch Kälte und Abdecken
- Husten bis zum Erbrechen
- blutiger Mundgeschmack
- zäher Auswurf morgens nach dem Aufstehen
- Heiserkeit, rauher Hals morgens, bzw. beim Anfangen zu sprechen und durch Abdecken, sogar nur der Hand
- alle Glieder schmerzen, vor allem abends und nachts

Der Rhus-tox-Mensch braucht unbedingt die Wärme. Das geringste Abgedecktwerden in seinem kuscheligen warmen Bett verursacht einen Hustenanfall. Es besteht Durst auf kalte Getränke, jedoch fängt er dadurch an zu frieren. Deshalb kann er nur schluckweise trinken.

✍ **Dosierung:** Rhus-t. C 200, alle 4-6 Stunden eine Gabe

Tips
Bewegung tut Ihnen gut. Bevor Sie sich jedoch bei einer feuchten Witterung nach draußen begeben, erwärmen Sie Ihren Körper mit Lockerungsübungen und einem warmen Tee.

Cina

Auslösende Faktoren

- mildes Wetter
- Frühling

Symptome

- hohler erstickender Husten, v.a. morgens nach dem Aufstehen
- kruppartiger trockener Husten, manchmal mit etwas schleimigem Auswurf
- Kinder, die im Frühling zahnen und dabei Husten bekommen
- Husten bei Kindern besser durch Schaukeln
- Husten anfallsweise rasselnd
- bei jedem Hustenanfall wird das Gesicht glühend rot.

Cina ist ein wichtiges Mittel bei mildem Wetter, vor allem im Frühling und Herbst. Besonders angezeigt ist es, wenn ein Kind dann zahnt. Es ist sehr unzufrieden und hat eine denkbar schlecht Laune. Die Kinder winseln und jammern und sind nur ruhig, wenn sie im Arm geschaukelt werden. Sie sind sehr schreckhaft und reagieren widerspenstig, wenn sie berührt werden.

✍ **Dosierung:** Cina C 200, alle 4-6 Stunden eine Gabe

Tips
Cina ist hauptsächlich für Kinder geeignet, die die entsprechende Liebe nicht erhalten. Sie essen zu viel Süßes, fühlen sich dadurch aber nicht befriedigt, sondern nur noch schlechter. Sie als Eltern sollten von diesen Kindern alles Süße fernhalten, ihnen aber die Liebe geben, die sie brauchen. Das beste ist es, das Kind schaukelnd zum Schlafen zu bringen. Erwachsene, die Cina brauchen, mögen gerne Schaukelstühle. Draußen auf einer Schaukel zu schaukeln, hilft aber nicht, denn für den Husten ist die frische Luft nicht günstig.

Ipecacuanha

Auslösende Faktoren
- mildes Wetter
- Frühling

Symptome
- Kälte löst Hustenanfälle aus
- entzündliche, nervöse oder krampfhafte Hustenanfälle, besonders nachts, begleitet von schmerzhaften Stößen in Kopf und Magen, gefolgt von Übelkeit, Würgen und Erbrechen
- schwallartiges Erbrechen
- heftiger, rüttelnder, krampfhafter, erstickender Husten, besonders bei Kindern, sie bekommen keine Atempausen. Das Gesicht wird bläulich, der Körper steif
- trockener Husten mit Kitzeln im Hals, wenig Auswurf
- Auswurf hat einen schlechten ekelerregenden Geschmack, der Übelkeit und krampfartiges Erbrechen auslösen kann

Der Ipecacuanha-Mensch friert schnell und fühlt sich bei einer Erkältung bald schwach und kraftlos. Meistens tritt dann eine

Übelkeit ein, und die Atmung wird zunehmend erschwert. Beim Husten sind schnarchende Geräusche hörbar. Das Gesicht wird immer blasser und livider. Der Husten ist sehr krampfhaft, so daß der Körper dabei ganz steif wird. Jeder Hustenanfall schwächt ihn.

✍ **Dosierung:** anfänglich Ipecacuanha C 200 alle 2 Stunden, später nach Bedarf

Tips
Sie müssen dem Ipecac-Menschen das Gefühl verleihen, daß Sie ihn trotz all seiner Schwächen achten, bzw. daß Sie Ihre eigenen Fehler mit Liebe und Verständnis betrachten. Der schlimme Husten wird bald vorbei sein. Essen Sie in nächster Zeit keine Pralinen und ähnliches. Warten Sie mit dem Essen, bis Sie genau spüren, was Ihnen gut tun wird. Anfangs haben Sie keinen Durst, und es lohnt sich nicht irgend etwas zu trinken, worauf es Ihnen womöglich noch schlechter geht. Legen Sie sich gut zugedeckt in einen wohltemperierten Raum. Wenn Sie anfangen zu schwitzen, wird auch der Durst zurückkommen. Jetzt können Sie nach Herzenslust trinken.

Arsenicum album

Auslösende Faktoren
- ständiger Wetterwechsel
- Baden, Kontakt mit Wasser
- große Erkältungsanfälligkeit zu jeder Jahreszeit

Symptome
- asthmatischer Hustenanfall ohne Auswurf
- Atemnot
- Schnupfen entwickelt sich zu einem Husten
- Brennen und Stechen in der Luftröhre schlimmer durch

Hustenanfall
- schaumiger Auswurf mit viel Speichel
- bei Besserung wird der Auswurf dünner und reichlicher
- Husten besser durch warme Getränke und Ruhe

✍ **Dosierung:** Arsen C 200, alle 2-4 Stunden, bis ein Folgemittel deutlich wird
Folgemittel: Phosphor und Sulfur
💡 **Tip**
Warme, saure Getränke, wie z.B. Essig mit Honig und viel Wasser stimulieren Ihr Immunsystem und erleichtern den Husten.

Carbo vegetabilis

Auslösende Faktoren
- warmes, feuchtes Wetter
- nach Erhitzen kühlem Wind ausgesetzt sein oder zu schnell Eiskaltes trinken

Symptome
- Krankheit beginnt mit Niesreiz, kann aber schlecht niesen, Heiserkeit
- Husten mit erschwerter Atmung
- trockener Husten, wenn Auswurf kommt, dann nur morgens
- Husten mit Heiserkeit
- erschöpfender Husten
- Hustenanfälle, vor allem vor Mitternacht

Die trockenen, spastischen Hustenanfälle quälen ihn, bis er große Mengen übelriechenden Schleim hochwürgt. Die ist anfänglich meistens nur morgens möglich. Der Carbo-vegetabilis-Mensch sieht robust aus und ist es auch, aber die Erkrankung ist ziemlich langwierig und wird einfach nicht besser.Das liegt an seiner Vorliebe für schwere sahnige Gerichte und Süßspeisen.

Dosierung: Carb-v. C 200 alle 4-6 Stunden bis eine deutliche Heilreaktion einsetzt deutlich besser ist

Tip
Wenn andere angezeigte Mittel nur kurz wirken, und die Ernährung sehr vitaminarm gewesen ist, dann bringt Carbo vegetabilis eine heilende Reaktion.

Mittel, unabhängig von der Wetterlage

Drosera (Dros.) - Sonnentau, Lachesis (Lach.) - Buschmeister, Lycopodium (Lyc.) - Bärlapp, Phosphor (Phos.) - Phosphor, Pulsatilla (Puls.) - Kuhschelle, Sepia (Sep.) - Tintenfisch, Silicea (Sil.) - Kieselsäure, Sulfur (Sulf.) - Schwefel, Tuberculinum bovinum (Tub-bov.) - Rindertuberkulose

Drosera

Symptome
- Kribbeln im Kehlkopf verursacht Husten
- das Kribbeln ist oft so heftig im Schlaf, daß er mit Husten aufwacht
- krampfhafter Husten, bis er würgt und bricht
- Beklemmung in der Brust, so daß er nicht atmen kann
- tiefer, hohler Husten mit Schmerzen in der Brust und unter den Rippen
- wundes Gefühl in der Brust, Schmerz steigert sich, wie Muskelkater
- Husten schlimmer durch Lachen, Liegen, sobald er das Kopfkissen berührt und nach Mitternacht
- besser durch Aufsitzen
- Keuchhusten

Drosera ist ein heftiges Mittel und hat eine Ähnlichkeit zu Ipecacuanha. Doch dort kommt der Husten mit Wucht und bei Drosera steigert er sich langsam Der Husten kommt von tief unten, wobei die untere Rippen- und Bauchmuskulatur so stark beansprucht wird, daß sie nach einiger Zeit beim Husten sehr weh tut. Der Husten quält den Kranken zwar Tag und Nacht, aber richtig erstickend wird er gegen Mitternacht. Der Husten wird schlimmer, sobald er sich abends hinlegt, aber irgendwann kann er einschlafen. Meistens wacht er nach Mitternacht, vor allem gegen zwei Uhr, von dem trockenem Husten auf. Morgens wird der Husten lockerer; Reden, Lachen und Singen verschlimmern ihn.

✍ **Dosierung:** Dros. C 200, alle 4-6 Stunden, bis der Husten deutlich besser ist

Tips

Der Drosera-Mensch bzw. das Kind braucht sehr stark das Gefühl, daß Schutz vorhanden und alles in Ordnung ist. Die Eltern müssen ihre tagtäglichen Sorgen und Ängste vergessen. Durch ihr kraftvolles, sicheres und ruhiges Auftreten können sie viel dazu beitragen, die Krankheit schneller in den Griff zu bekommen. Passen Sie jedoch bei der Ernährung auf. Alle schweren Speisen vor allem Milchprodukte werden vom Tagesplan gestrichen und durch nahrhafte, leichte Nahrung mit guten Ölen ersetzt. Saure Nahrungsmittel wie Tomaten, Orangen, Zitronen und so weiter verschlechtern den Drosera-Husten.

Lachesis

Symptome

- sehr erschöpfender Husten ausgelöst durch Trockenheit, ständiges Kitzeln in der Luftröhre oder Brust und den geringsten Druck am Hals
- ein krampfartiger Hustenreiz wird durch eine Untersuchung

des Halses ausgelöst

- kurzer, trockener, erstickender Husten wie von einem Brotkrümel im Hals
- andauernde Heiserkeit mit einem Fremdkörpergefühl im Hals, das auch durch Husten nicht verschwindet
- Husten schlechter durch Reden, Lachen, nach dem Schlaf, warme Getränke und Essen.
- Husten besser durch Kälte, es ist ihm auch sehr heiß

Der Lachesis-Husten ist hackend und hohl. Er entsteht durch ein starkes Kitzeln im Kehlkopf. Der Schleim sitzt sehr fest, doch das Abhusten bringt große Erleichterung. Nach dem Aufwachen ist der Husten am schlimmsten. Nach einer Weile kann aber viel Schleim abgehustet werden, und der Kranke fühlt sich wohler. Er kann nachts aufwachen und durch den Husten Atemnot bekommen. Draußen ist der Husten schlimmer, sowie bei einem plötzlichen Temperaturwechsel.

✍ **Dosierung:** Lach. C 200 alle 4-6 Stunden eine Gabe, bis der Husten deutlich besser ist.

Tips

Als Lachesis-Mensch tun Sie Ihrem Immunsystem sehr viel Gutes, wenn Sie Alkohol längere Zeit ganz meiden. Essen Sie frische Früchte und trinken Sie stark verdünnte, frische Säfte, vorzüglich aus Beeren. Am spätem Nachmittag gönnen Sie sich eine kleine Mahlzeit. Nehmen Sie sich viel Zeit für sich und lesen Sie vielleicht ein Buch, welches Sie schon lange lesen wollten.

♪ Musik von Tschaikovsky im Hintergrund wird Ihnen helfen, in'eine tiefere meditative Stimmung zu kommen.

Lycopodium

Symptome
- bellender Husten im Schlaf (wie Belladonna)
- Husten schlimmer nachts
- besser durch frische Luft
- Auswurf zäh, manchmal mit Erbrechen
- Kälte wird im Rücken schlecht vertragen
- viel essen will er nicht, fängt von Natur aus an, leicht zu essen

Der Lycopodium-Husten ist sehr gewaltsam. Der Kranke räuspert sich viel und krächzt so laut, daß die Aufmerksamkeit der Umgebung unweigerlich auf ihn gelenkt ist. Auch im Schlaf bellt er so laut, daß keiner schlafen kann.

Dosierung: Lyc. C 200 eine Gabe, nötigenfalls wiederholen

Tips
Für Sie als betriebsamen Lycopodium-Menschen wäre es jetzt ratsam, ein paar Tage Urlaub zu nehmen. Erlauben Sie sich reichlich Bewegung an der frischen Luft. Essen Sie nur eine Mahlzeit, möglichst später am Tag und trinken Sie viel warmen Tee. Ein Besuch im Theater, Kino oder in der Oper wird Ihnen gut tun.

Phosphor

Symptome
- Heiserkeit
- großer Hunger, wenn er akut krank wird
- es droht eine verschleppte Lungenentzündung
- brennender Schmerz in der Lunge beim Husten
- harter, trockener, festsitzender Husten
- Kitzeln im Kehlkopf löst Husten aus

- Verschlechterung, wenn er sich von der rechten auf die linke Seite legt
- Verlangen nach eiskalten Getränken, Fruchtsäfte, Cola

Der Phosphor-Mensch ist aktiv und mag in Bewegung sein, solange er nicht im Bett liegen muß. Er geht, ohne Jacke und Schal anzuziehen rein und raus aus dem Haus. Das macht ihm normalerweise auch nichts aus, doch wenn sein Immunsystem angeschlagen ist, holt er sich einen Husten. Sein Kehlkopfchakra ist gut entwickelt. Er hat das Talent zu einem Redner oder Sänger, wodurch dies Organ dann auch wieder überstrapaziert werden kann, und es sitzt ihm dann im Hals bis zur Stimmlosigkeit.

Dosierung: Phosphor C 200, alle 4-6 Stunden eine Gabe, bis der Husten deutlich besser ist.

Tips
Ihr Immunsystem braucht die Anregung eiskalter, erfrischender Getränke, um sich gegen die Krankheit wehren zu können. Lassen Sie sich nicht beeinflussen, etwas Warmes zu trinken, weil landläufig die Meinung herrscht, kalte Getränke wären bei Husten schädlich. Trotz Ihres großen Hungers sollten Sie jedoch nicht so viel essen.

Pulsatilla

Symptome
- starker, rüttelnder, entzündlicher oder nervöser krampfhafter Husten
- schlechter gegen Abend und nachts, bis zum Erbrechen, im Liegen, besonders sofort nach dem Hinlegen abends (Nux vomica)
- Auswurf morgens von zäher, gelber und dicker Konsistenz

- Gefühl von Erstickung wie von Schwefeldunst
- Husten anfänglich trocken, später reichlicher Auswurf
- Husten besser durch Aufsitzen, leichte langsame Bewegung in gut gelüfteten Räumen oder besser noch draußen
- Die Hustenanfälle sind begleitet von Wundheit im Bauch, der Lendengegend oder schmerzhaften Rucken in Armen und Schultern
- unwillkürlicher Harnabgang beim Husten

✍ **Dosierung:** Pulsatilla C 200 alle 4 Stunden eine Gabe, später nach Bedarf

Tips
Meiden Sie Nahrung eine Zeitlang ganz. Anfänglich, solange Sie keinen Durst haben, trinken Sie nichts, später, wenn sich der Durst meldet, viel hausgemachte mit Honig gesüßte Limonade. Die wird Ihr Immunsystem schnell wieder auf Trab bringen.

Sepia

Symptome

- Husten mit reichlichem Auswurf
- Auswurf salzig, gelb bis grün
- trockener, krampfhafter Husten, besonders nachts beim Hinlegen
- Kinder weinen durch Husten, haben Erstickungsanfälle mit Übelkeit, Würgen, Erbrechen
- Aufsetzen bessert den Husten
- Husten schlechter abends und nachts, vor allem beim Hinlegen

Der Husten kann manchmal bis Mitternacht den Schlaf verhindern. Nach Mitternacht wird der Kranke immer wieder durch den Husten geweckt. Er muß sich aufsetzten, um sich Erleichterung zu verschaffen. Am Tag kann Sepia in der Regel ruhig flach liegen, ohne zu husten. Draußen gehen, besonders wenn es kalt und feucht ist, verschlimmert den Husten. Bei Nebel ist alles noch schlechter.

✍ **Dosierung:** Sepia C 200, 2-4x täglich bis zur Ausheilung

💡 **Tips**

Als Sepia-Mensch haben Sie Ihre Pflichten wieder einmal zu genau genommen und sich zu wenig Zeit für sich selbst gegönnt. Jetzt ist es an der Zeit, Ihrem Immunsystem eine Chance zu geben und sich vom Alltäglichen zurückzuziehen. Am besten reagiert Ihr Immunsystem, wenn Sie anfänglich ganz fasten, obwohl Sie auf alles Mögliche Lust haben könnten. Es tut der Lunge und dem Husten gut, wenn Sie von säuerlichen Nahrungsmitteln Abstand nehmen, v.a. von Ihrem geliebten Essig.
♪ Ob Sie jetzt nur liegen und schlafen oder lesen und Chopin hören oder wegfahren und wandern gehen, spielt keine Rolle. Hauptsache Sie haben Freude und erholen sich.

Silicea

Symptome

- Der Husten entwickelt sich sehr langsam
- Husten mit Atemnot beim Liegen auf dem Rücken
- Husten mit Enge und Beklemmung der Brust
- tiefer, hohler Husten Tag und Nacht, sehr erschöpfend
- schlechter durch Bewegung, Reden, Kälte
- besser durch warme Getränke
- friert und kann sich nicht erwärmen
- manchmal Wundheit in der Brust
- reichlicher Auswurf - durchsichtig und eitrig
- Hustenreiz durch Gefühl eines Haares auf der Zunge oder im Hals

Arsen und Nux vomica frieren auch sehr, aber sie können im Gegensatz zu Silicea warm werden.
✍ **Dosierung:** Silicea C 200, nur eine Gabe oder 1 x täglich, bis Sie keinen Bedarf mehr spüren.

Tips
Sie haben sich zu sehr in Ihre Arbeit vergraben. Nun bittet Sie Ihr Immunsystem, Ihren zu zielstrebigen, erbarmungslosen Weg fallen zu lassen. Versinken Sie statt in Ihre Arbeit tief in sich selbst und lassen Sie das Immunsystem das Notwendige tun.

Sulfur

Symptome
- Husten am Tag locker, nachts trocken
- dicker weißlicher Auswurf nach dem Aufwachen
- besser im Freien
- Verlangen auf warme Getränke
- immer appetitlos
- es ist ihm warm

Der Sulfur-Husten ist meist zu Beginn ganz trocken, v.a. nachts, wenn Sie sich hinlegen. Nach ein paar Tagen wird er tagsüber locker, aber nachts, hauptsächlich im Schlaf, total trocken. Es sind meist zwei Hustenstöße hintereinander (wie bei Phos, Puls, Merc). Ihr Schlaf wird durch den Husten sehr gestört.
✍ **Dosierung:** Sulfur C 200 alle 2 - 4 Stunden, bis das Hitzegefühl weggeht und ein gesunder Appetit einsetzt.

Tips
Als Sulfur-Mensch haben Sie keine Schwierigkeiten zu fasten, solange Sie wollen. Fasten Sie um Ihr Immunsystem zu unterstützen und trinken Sie nur, bis die ganze Lethargie aus Ihnen herausgespült ist.

Tuberculinum

Symptome

- Verlangen nach kräftiger, derber Kost oder Vitaminen (kann auch Zitronensaft trinken)
- Husten schlimmer nachts, im Schlaf oder stört den Schlaf
- Husten schlimmer durch Reden oder starke Anstrengung
- besser durch kalte, frische Luft
- lange anhaltende, hackende Hustenanfälle
- Frieren verschlimmert den Husten

Der Tuberculinum-Husten hat viele Formen, ist aber in der Regel langwierig und ermüdend. Hat fast immer eine ausgeprägte Schlafsymptomatik. Wenn er erkältet ist, hat er leicht Untertemperatur.

✍ **Dosierung:** Tuberculinum C 200, 1 - 2 x am Tag, bis die Krankheit Sie nicht mehr berührt.

Tips

Als Tuberculinum-Mensch frieren Sie leicht, aber Sie brauchen viel frische Luft und Bewegung. Sie neigen dazu, sich gehen zu lassen und leiden unter Ihrer großen Schwäche. Bewegung tut Ihnen immer gut.

Weiterführende Literatur:

A. und D. Pulford / Ravi Roy PNEUMONIE - Lungenentzündung homöopathisch behandeln, Lage & Roy Verlag

HALSSCHMERZEN

Aconit

Symptome

- heftige Halsentzündung in kürzester Zeit durch Kälte ausgelöst
- kommt eher bei Kindern vor
- meist mit Fieber, Durst und trockener Hitze
- tiefroter, trockener Rachen, trinken bessert nicht
- Stechen, Prickeln und Brennen im Hals
- schlechter beim Reden
- Zäpfchen fühlt sich zu lang an, berührt die Zunge

✍ **Dosierung:** Aconit C 200, 1 - 2 stündlich eine Gabe. Siehe auch Kapitel Schnupfen und Husten

Apis

Symptome

- brennend-stechende Schmerzen
- ödematöse Schwellung
- besser durch Schlucken, besonders Essen und kalte Getränke
- warme Getränke verschlechtern
- oft mit Durstlosigkeit verbunden

✍ **Dosierung:** Apis C 200, alle 2 Stunden am ersten Tag, danach nur nach Bedarf wiederholen.

Arsenicum album

Symptome

- leichte Halsschmerzen bis hin zur Mandelentzündung, die von Schwäche, Angst und Unruhe begleitet werden
- Halsschmerzen schlechter durch Kälte
- Halsschmerzen besser durch Wärme (Halswickel) und warme Getränke, besonders süße oder ein Stück Kandiszucker lutschen
- brennende Halsschmerzen

✍ **Dosierung:** Ars. C 200, 3x täglich eine Gabe.

Barium carbonicum

Symptome

- ständig wiederkehrende Mandelentzündungen, häufig bei Kindern
- brennende Schmerzen
- schlimmer durch Schlucken, besonders feste Speisen
- Urin dunkelbraun

Das Immunsystem von Barium carbonicum ist sehr strapaziert v.a. in der kalten Jahreszeit. Dies ist an den geschwollenen Lymphdrüsen und der blassen Mundschleimhaut erkennbar. Er leidet unter Schlaflosigkeit, häufig auch unter Gliederschmerzen und friert leicht. Barium carb. ist ein wichtiges Mittel für Kinder.

✍ **Dosierung:** Bar-c. C 200, alle 4 - 6 Stunden für einige Tage.

💡 **Tips**

Bauen Sie Ihr Immunsystem bzw. das Ihres Kindes auf die klassische Art und Weise auf: aufbauende Nahrung, keine Milchprodukte, wenig tierisches Eiweiß, genug körperliche Bewegung und Schlaf. Ausreichender Schutz vor Kälte ist wichtig, aber sie soll nicht gemieden werden. Trotz Abscheu vor geistiger Arbeit, soll man dem Kind helfen, sie zu überwinden. Es soll sich jedoch auch nicht überanstrengen.

Barium muriaticum

Symptome

- Mandeln sehr groß, wie Pflaumen
- Schmerz wie von einem Kloß im Hals
- Schmerzen schießen zum Nacken
- klebriger Speichel an den Mandeln
- warme, feuchte Haut

Barium muriaticum hat den gleichen Hintergrund wie Barium carb. Es gibt jedoch einige wichtige unterscheidende Symptome. Es hat mehr rechtsseitige Mandelentzündungen als Barium carb. Außerdem hat der Barium-mur-Kranke ein Verlangen nach trockenem Brot, das manchmal auch schon länger vorhanden sein kann. Um das Immunsystem besser zu unterstützen, sollte das trockene Brot aus Vollkorn bestehen.

✍ **Dosierung:** Bar-m C 200 alle 4 - 6 Stunden, einige Tage lang

Belladonna

Symptome

- Halsentzündung beginnt mit großer Heftigkeit, ähnlich wie bei Aconit, kann jedoch viel länger anhalten
- wird von Tag zu Tag noch schlimmer
- Rachen und Mandeln sind sehr rot und geschwollen
- erst entzündet sich die rechte und dann die linke Mandel
- verschluckt sich bei flüssiger und fester Nahrung

- Schlucken schmerzhaft, löst Krampf aus
- kann nicht trinken vor Schmerzen
- das Trinken ist so schmerzhaft, daß es zu einem Krampf kommt und das Wasser fließt wieder aus Mund und Nase raus
- bleibt dauerhaft akut
- ganz kleine Schlucke zu trinken geben

✍ **Dosierung:** Bell C 200, 1 - 2 stündlich, später den Abstand vergrößern
Folgemittel ist häufig Pulsatilla

Bryonia

Symptome
- trockener Mund, durstlos
- trockener, rauher Rachen
- hat das Gefühl, etwas Hartes stecke im Hals, welches das Schlucken erschwert und schmerzhaft macht
- wunde, schießende Halsschmerzen
- Kopfbewegung, Berührung des Halses oder Beugen des Kopfes nach unten verschlimmert
- will in Ruhe gelassen werden

✍ **Dosierung:** Bry C 200, alle 2-6 Stunden, bis ein tiefer, erholsamer Schlaf eintritt

Capsicum

Symptome
- Hals fühlt sich krampfhaft zusammengeschnürt an
- schlimmer beim Husten und wenn nicht geschluckt wird
- besser beim Schlucken
- brennender Schmerz im Hals wie von Chillies
- Frösteln durch Trinken

- Mundgeruch aashaft
- Hals so rot - aufgedunsen, marmoriert, purpur, daß er jederzeit bluten könnte
- Hals bleibt nach einer Erkältung oder Mandelentzündung lange entzündet

Sie als Capsicum-Typ sind zwar sehr verfroren, aber Sie neigen trotzdem dazu, schnell zu erröten, als ob Ihnen zu heiß ist. Die Halsschmerzen sind viel schlimmer, wenn sich ein Husten dazu gesellt. Als Capsicum-Mensch haben Sie wenig Acht darauf gegeben, daß Ihr Immunsystem schon lange nach einer Erholung verlangt hat. Sie haben dem Körper Tag für Tag das gleiche Essen angeboten, ohne auf Vielfältigkeit und Vitamine zu achten. Weiterhin haben Sie Ihr Essen mit Spirituosen oder als Kind mit süßer Limonade runtergespült.

✍ **Dosierung:** Caps. C 200, alle 4-6 Stunden eine Gabe

Tips

Bei Erkältung haben Sie die Möglichkeit diese Gewohnheiten auf einen Schlag loszuwerden. Gehen Sie mit sich selbst strikt und streng um. Essen Sie nur noch Gemüse mit Reis oder ähnlich leicht verdaulichem Getreide. Meiden Sie sonst alle Kohlenhydrate, vor allem Weizen, Zucker und Alkohol. Trinken Sie viel reines klares Wasser und abends Lebertees. ♪ Das Lied „Onward Christian Soldier“kann Ihnen vielleicht helfen, sich wieder aufzubauen.

Gelsemium

Symptome

- Mandeln rot
- Schlucken schwierig, da die Muskeln schwach sind
- Halsweh kommt allmählich, mit Schluckschwierigkeiten, so

daß Essen und Trinken durch die Nase wieder rauskommen
- Schaudern, als ob Eis auf den Rachen gerieben würde
- Schwere und Müdigkeit

✍ **Dosierung:** Gels C 200 alle 4-6 Stunden eine Gabe

Ignatia

Symptome
- Gefühl eines Stöpsels im Hals (aber nicht beim Schlucken, wie bei Lachesis)
- Kloßgefühl besser beim Schlucken
- wundmachende, brennende Schmerzen beim Schlucken, als ob der Rachen verätzt ist
- Flüssigkeiten sind schwieriger zu schlucken als feste Speisen
- schießende Schmerzen in den Wangen beim Schlucken
- beim Nichtschlucken schießen die Schmerzen in die Ohren

Sie haben jetzt Halsschmerzen und meinen, Sie hätten sie gar nicht verdient. Sie haben doch stets das Beste gegeben und sogar fur das Recht gekämpft. Mit welchem Recht sind Sie jetzt Opfer? Und dann gleich so etwas Unangenehmes! Ihre Empörung ist grenzenlos. Sie haben Durst, aber das Trinken tut so weh. Feste Speisen bessern zwar das Halsweh, aber sie wissen nicht; was Ihnen gut täte.

✍ **Dosierung:** Ign. C 200, alle 4-6 Stunden eine Gabe

Tips
Lassen Sie sich von keinen Meinungen beeinflussen und erwarten Sie nicht, daß die anderen etwas für Sie tun. Essen Sie etwas Außergewöhnliches und nicht das, was zur Verfügung steht. Vergessen Sie kurzzeitig die üblichen Gesundheitsempfehlungen, wie z.B. Vitamine oder Echinacea zu sich zu nehmen. Wenn Sie

Ruhe brauchen, dann nur kurz, ansonsten sollten Sie lieber etwas unternehmen. Tun Sie genau das nicht, was Ihr Kopf Ihnen sagt.

Lac caninum

Symptome

- Gefühl, als ob der Hals wie zugeschnürt ist und Erstickung droht
- Schlucken fast unmöglich
- Schmerz im Hals drückt zum linken Ohr
- die Entzündung fängt meist links an und wandert dann nach rechts
- Hals sehr empfindlich auf Berührung
- Hals trocken, wie verbrüht
- Zunge: silbrig belegt

Sie fühlen sich ganz schlecht, weil Sie immer das Falsche gemacht haben. Deswegen meinen Sie, es geschieht Ihnen auch ganz recht, daß Sie jetzt die Halsschmerzen haben. Es tut aber sehr weh und Sie würden gerne alles tun, um sie loszuwerden.

✍ **Dosierung:** Lac-c. C 200, 1-2 Gaben täglich

Tips

Tun Sie sich etwas Gutes und bereiten sie sich einen heilsamen Tee zu: Nehmen Sie einen viertel Teelöffel gemahlenen Pfeffer, am liebsten grünen Pfeffer und kochen Sie ihn mit Ingwer und Korianderblättern auf (ersatzweise mit gemahlenem Koriander). Lassen Sie den Tee abkühlen und geben Sie etwas Honig hinein, eventuell mit einer Prise Salz würzen. Trinken Sie ein bis drei Liter von diesem abgekühlten Getränk, eventuell sogar mit Eiswürfeln. Anschließend nehmen Sie ein wohltuendes Mahl zu sich. Reiben Sie ein paar Zehen Knoblauch. Diese braten Sie leicht in Olivenöl an und geben Sie Brokkoli, Karotten und sonstiges Gemüse Ihrer Wahl sowie etwas Quinoa dazu. Jetzt mit etwas Wasser gar dünsten. Lassen Sie es sich schmecken und essen Sie sich gesund!

Lachesis

Symptome

- Kloß im Hals, Fremdkörpergefühl geht durch Schlucken nicht weg
- linksseitige Halsschmerzen oder von links nach rechts gehend
- schlechter durch Wärme, nach dem Schlaf und durch Schlucken, besonders Warmes
- beim Schlucken verursachen kalte Getränke Schmerzen, aber danach geht es ihm besser
- Hals und Mandel geschwollen und äußerst empfindlich
- Leerschlucken bereitet Schmerzen bis zum Ohr
- das Hochräuspern von Schleim ist schmerzhaft
- der ganze Rachen ist purpurrot, manchmal aber auch nur die Mandeln

✍ **Dosierung:** Lach. C 200 alle 4-6 Stunden eine Gabe

Lycopodium

Symptome

- Schmerzen entweder nur rechtsseitig oder sie wechseln von der rechten auf die linke Seite
- kommt schnell zur Vereiterung der Mandeln
- einziges Mittel, bei dem entweder warme Getränke (wenn der Magen mit in Mitleidenschaft gezogen ist) als auch kalte (ohne Magenbeteiligung) bessern

✍ **Dosierung:** Lyc. C 200, alle 2-4 Stunden eine Gabe.

Notizen & Tips siehe Seite

Mercurius solubilis

Symptome

- heftige, schießende Schmerzen in Hals und Mandeln
- beim Schlucken, besonders Leerschlucken, Beschwerden
- Schmerzen erstrecken sich zum Ohr, zu den Drüsen vor dem Ohr und unter dem Unterkiefer
- brennen im Hals; Bedürfnis zu schlucken, begleitet von dem Gefühl der Behinderung im Hals
- dicker, zäher Schleim im Hals
- Schnelle Eiterbildung
- Zunge: blaß

Alle Mercursalze haben, trotz ihrer Individualität, eine deutliche Mercurbasis, wie bei Mercurius solubilis ausgedrückt.

✍ **Dosierung:** Merc. C 200 alle 2-4 Stunden eine Gabe

Mercurius corrosivus

Symptome

- Halsschmerzen schlechter durch Leerschlucken und kalte Getränke
- besser durch Wärme
- Verlangen nach warmen Getränken
- Untersuchung sehr schmerzhaft
- große Schwellung, tiefe Geschwüre
- sehr starkes Brennen im Hals
- jeglicher Versuch zu schlucken verursacht heftigen Krampf im Hals, aber mit Wärme wird es besser (bei Belladonna hilft Wärme nicht)
- Mund eher trocken, salziger Geschmack
- Zunge: gelb-weiß belegt, kann schlaff sein

✍ **Dosierung:** Merc-c. C 200, alle 2-4 Stunden eine Gabe

Mercurius cyanatus

Symptome

- Hals fühlt sich roh und wund an
- an einzelnen Stellen sieht er roh und abgeschürft aus
- Schleimhaut beschädigt
- Zunge: grau

✍ **Dosierung:** Merc-cy. C 200, alle 2-4 Stunden eine Gabe

Mercurius jodatus flavus

Symptome

- rechte Seite ist befallen
- kalte Getränke tun gut
- Zunge: dreckig gelb oder goldgelb leuchtend

✍ **Dosierung:** Merc-i-f. C 200, alle 2-4 Stunden eine Gabe

Mercurius jodatus ruber

Symptome

- Entzündung der linken Mandel
- Rachen ist dunkelrot
- Schmerzen nach dem Schlaf besonders stark

✍ **Dosierung:** Merc-j-r. C 200, alle 2-4 Stunden eine Gabe

Nux vomica

Symptome

- Kratzen oder verätztes Gefühl im Hals
- im oberen Hals Zusammenziehen beim Schlucken
- zäher Schleim im Hals, kann schwer gelöst werden

- manchmal lösen sich sehr große Mengen Schleim, die fast erstickend wirken
- friert, aber braucht frische Luft
- warme Getränke mag er nicht, er trinkt sie gegen seinen Willen, weil sie im Hals guttun
- kalte Getränke machen ihn elend

✍ **Dosierung:** Nux-v. C 200, alle 2-4 Stunden eine Gabe

Tips siehe Kapitel Schnupfen und Husten

Phosphor

Symptome

- Kehle rot, wund, pelzig
- Gefühl wie von Baumwolle im Hals
- starke Heiserkeit, schlimmer abends
- Mandeln und Zäpfchen sehr geschwollen
- Zäpfchen vergrößert mit brennendem trockenem Gefühl
- Halsschmerzen schlimmer durch Reden, Husten und frische Luft

✍ **Dosierung:** Phos. C 200, alle 2-4 Stunden eine Gabe

Tips siehe Kapitel Schnupfen und Husten

Phytolacca

Symptome

- purpurrot wie lackiert leuchtende Mandeln
- Rachen rot bis dunkelrot
- Schmerzen wie von einem Apfelkerngehäuse im Hals
- schlechter durch Wärme und Kopf nach vorne beugen
- kalte Getränke verschlechtern

- Schmerzen erstrecken sich ins Ohr, besonders beim Schlucken
- Schmerz ist rechtsseitig
- Gefühl, als ob eine rot-glühende Eisenkugel im Hals sitzt
- Speichel zäh und fadenziehend
- Zunge: grau-gelb

Sie haben als Phytolacca-Mensch ihre Gesundheit in letzter Zeit etwas vernachlässigt. Die Anforderungen der Welt können manchmal überwältigend sein, und Sie meinen immer, Sie müßten sich um alles kümmern. Nun haben Sie zwar für die anderen sehr viel Kraft aufgebracht, aber wenn es um Sie selbst geht, dann wollen Sie keine Anstrengung mehr auf sich nehmen. Auch der großzügige Konsum von Schokolade, Süßigkeiten und Fastfood ist nicht gerade aufbauend gewesen. Jetzt steckt Ihnen all dies im Hals.

Dosierung: Phyt. C 200, alle zwei bis vier Stunden eine Gabe.

Tips

Die ersten Schritte zurück zu einem gesünderen Leben können anfangs etwas beschwerlich sein. Aber zwingen Sie sich jetzt langsam zu immer mehr Bewegung, bis Sie einen Berg hoch laufen können. Es lohnt sich bestimmt! Sie werden automatisch gesünder essen, da der Körper auf der Basis von Schokoladencremetorte u.ä. gar nicht in der Lage ist, die Anstrengung auszuhalten. Bei einer akuten Halsentzündung trinken Sie viel klares Wasser mit Zitronensaft.

Pulsatilla

Symptome
- häufig als Folgemittel von Belladonna
- viel zäher Schleim
- Hals dunkel, livid rot - Gefühl als ob alles sehr geschwollen und kein Platz mehr da ist
- im oberen Teil des Halses Kratzen und Wundheit
- trockener Mund ohne Durst
- schießende Schmerzen im Hals, wenn man nicht schluckt
- Schmerzen kommen und gehen in Wellen
- kann drei bis vier verschiedene Arten von Schmerzen haben

✍ **Dosierung:** Puls. C 200, alle 2-4 Stunden eine Gabe

Tips siehe Kapitel Schnupfen und Husten

Sepia

Symptome
- Linksseitig - viel Schwellung, aber wenig Röte
- Kloßgefühl
- wacht morgens mit dem Gefühl auf, es steckt was im Hals
- Zusammenziehen im Hals beim Schlucken
- stechende Schmerzen, als ob etwas verätzt ist beim Schlucken

✍ **Dosierung:** Sep. C 200, alle 2-4 Stunden eine Gabe

Tips siehe Kapitel Schnupfen und Husten

Die Influenza oder echte Grippe

Übersicht über die Verlaufsformen der Grippe

In der Homöopathie spielt es vorrangig keine Rolle, ob es sich um eine echte Influenza oder eine leichte Erkältung handelt. Nicht der Grippevirus wird bekämpft, sondern die Selbstheilungskräfte des Kranken werden individuell unterstützt. Im folgenden Artikel wird erst das Behandlungsschema nach Dr. Fortier-Bernoville gegeben, anschließend werden die wichtigsten Arzneimittelbilder vorgestellt.

Fasten ist das Beste

Eine homöopathische Behandlung der Grippe ohne die Einhaltung einer Diät würde das Prinzip der Ganzheitlichkeit schwerlich erfüllen. Wie bei jeder schweren Erkrankung ist auch bei Grippe eine komplikationslose Behandlung nur dann möglich, wenn der Körper nicht unnötig mit Nahrung belastet wird. Kritisch wird es, wenn die Krankheit richtig ausgebrochen ist, und trotzdem die Nahrungszufuhr nicht völlig eingestellt wird. Hier steht dem Homöopathen eine lange, schwierige Behandlung bevor, d.h. die komplizierten Formen der Influenza werden auftreten (Lungenbeteiligung; typhusartige, septische Richtungen etc.) Des weiteren wird sich auch die Behandlung in der Genesungszeit als komplikationsanfällig herausstellen.
Bei allen schweren Erkrankungen ist es wichtig abzuwarten, bis sich das Grundbild zeigt. Mittel wie Aconit und Belladonna kommen bei der Behandlung der schweren Grippe niemals in Frage, denn sie bergen deren Natur nicht in sich.
Die Behandlung der unkomplizierten, einfachen Grippe benötigt im Grunde nur wenige Mittel.

Die Hauptmittel sind:
Eupatorium perfoliatum, Gelsemium, Bryonia, Rhus-tox, Rhus radicans, Arnica, Ruta, Sarcolacticum acidum, Dulcamara, Aconit und Belladonna.

Die Behandlung der komplizierten Grippe ist zu schwierig, um in diesem Rahmen genauer darauf einzugehen. Es werden nur stichwortartig die wichtigsten Mittel nach Fortier-Bernoville angegeben.

Es gibt drei Hauptrichtungen von Grippe:
1. die nervöse Form - normaler Verlauf
2. die respirative Form - komplizierter Verlauf
3. die gastro-intestinale Form - komplizierter Verlauf

Die normale Grippe ist im Grunde die nervöse Form, wenn Komplikationen hinzukommen, kann der Verlauf typhös, adynamisch oder septisch werden.

Mittel, die beim *typhösen Verlauf* wichtig sind:
Arnica, Gelsemium, Muriaticum acidum, Rhus-tox, Bryonia, Baptisia, Lachesis.

Beim *adynamischen Verlauf* kommen in erster Linie folgende Mittel vor:
Carbo vegetabilis, Gelsemium, Helleborus und Veratrum album.

Der *septische Verlauf* verlangt nach:
Arsen, Anthracinum, Echinacea, Lachesis, Naja, Pyrogenium.

Mittel für die respiratorische Form

Nase und Nasennebenhöhlen:
Allium cepa, Eucalyptus, Hepar sulfuris, Hydrastis, Kalium bichromicum, Nux vomica, Pulsatilla, Sticta pulmonaria.

Rachen und Kehlkopf:
Arum triphyllum, Bromum, Drosera, Justicia, Mercurius, Phytolacca, Rumex, Sambucus nigra, Spongia.

Bronchien und Lunge:
Antimonium arsenicosum, Antimonium tartaricum, Antimomum sulfuricum, Arsenicum album, Ipecacuanha, Kalium bichromicum, Kalium carbonicum, Phosphor, Pulsatilla.

Rippenfell:
Apis, Aesclepias tuberosa, Arsenicum jodatum, Bryonia, Cantharis, Ranunculus bulbosus, Sulfuricum jodatum.

Mittel für die Verdauungsform

Magen:
Anacardium, Bryonia, Carbo vegetabilis, Ipecacuanha, Kalium carbonicum, Nux vomica, Phosphor.

Pancreas:
Lachesis, Lycopodium.

Leber:
Phosphor, China, Helleborus, Iris, Berberis und Chelidonium.

Darm:
Aloe, Argentum nitricum, Arsenicum album, Capsicum, Nux vomica, Podophyllum und Sulfur

Die Zeit zwischen der Aufnahme des Krankheitskeimes und dem Ausbruch der Krankheit (Inkubation) kann wenige Stunden bis zu einigen Tagen dauern. Je nachdem, wie lange die Inkubationszeit dauert, kann der Homöopath daraus schon den ersten Hinweis für die Mittelwahl gewinnen. Lassen Sie sich genau berichten, wie alles angefangen hat.
Die Grippe kann inmitten völligen Wohlbefindens, während der gewohnten Beschäftigung plötzlich einsetzen. Sie bricht unvermutet mit mehr oder weniger starkem Fieber herein, nicht selten unter Schüttelfrost. Die Temperatur steigt schnell, sogar bis 40 Grad C und höher, um nach einem oder mehreren Tagen schnell abzufallen. Dazu gesellt sich Kopfschmerz mit solcher Heftigkeit, meist in der Stirngegend, den Augenhöhlen, daß der Kranke kaum zu denken vermag und halb benommen daliegt. Jeder Hustenstoß, jedes Sprechen steigert den Kopfschmerz bis ins Unerträgliche.
Im anderen Fall beginnt sie langsam mit Benommenheit des Kopfes, Schwindel, Kreuzschmerz, Ziehen in den Gliedern, daß der Kranke sich nicht aufrecht halten kann. Es scheint, als ob er Blei in den Gliedern hätte. Hierzu gesellt sich ein eher trockener, quälender Husten. Daneben finden sich Appetitlosigkeit, Druckempfindlichkeit der Magengrube und Stuhlverstopfung, zuweilen auch Durchfall. In manchen Fällen ist die Grippe in vier bis Tagen beendet, in anderen zieht sie sich oft wochenlang hin, währenddessen zwei bis drei Rezidive auftreten. Erst durch reichliches Schwitzen und Abgang von salzigem Urin erfolgt die Genesung. Schwächliche Kranke können sich oft lange Zeit nicht erholen und an Nervenstörungen leiden (Neuralgien, Neurasthenie usw.).

✍ **Dosierung:** Das entsprechende Mittel wird in der C 200 alle zwei bis vier Stunden wiederholt.

Aconit

Symptome

- plötzlich einsetzender starker Schüttelfrost
- muß sich sehr warm einhüllen
- trockene Hitze mit hoher Körpertemperatur
- der ganze Körper glüht
- der Kranke ist unruhig
- ängstlicher Gesichtsausdruck
- Angst zu sterben
- großer Durst auf Kaltes
- Schwindel und Erbleichen beim Aufsetzen
- drohende Ohnmacht
- trockener, quälender Husten

Aconitum ist begrenzt auf den Blitzkatarrh. Im Grunde genommen auf Fälle, die sich innerhalb von 24 Stunden wieder auskurieren könnten. Mit Sicherheit kann man das nicht vorher wissen, aber wenn wir uns streng an das Aconit-Bild halten, dann könnten wir aus der schnellen Wirkung des Mittels diesen Schluß ziehen. Bei einem echten Aconit-Fall weicht die Grippe oft innerhalb von Stunden, oft verbunden mit einem Schweißausbruch, wonach der Kranke in tiefen Schlaf fällt und völlig gesund erwacht. Das passiert bei gesunden, robusten Menschen, bei denen keine Dyskrasie vorhanden ist, wie man das häufig bei Kindern findet.

Belladonna

Symptome

- brennende Hitze, nimmt nachts zu, manchmal unter leichtem Schwitzen
- trockener Kitzelhusten
- Gesicht ist glühend rot und trocken
- starker Blutandrang zum Kopf, begleitet von heftigen, klopfenden Kopfschmerz
- die geringste Bewegung, Licht, Geräusche und besonders Erschütterung sind dem Kranken unerträglich
- Durst besteht auf kleine Mengen
- nachts treten sehr häufig Delirien auf; der Kranke sieht Monster oder Tiere, mit Vorliebe schwarze, gehörnte

Belladonna gehört auch zu den Mitteln, bei denen die Temperaturen schnell sehr hoch steigen. Diese Menschen, besonders Kinder, verfügen über eine gesunde Konstitution. Sie sind sehr aktiv, freundlich und umgänglich.

Tips siehe Kapitel Schnupfen und Husten

Echinacea

Symptome

- subjektiv großes Krankheitsgefühl, wobei die Grippe objektiv gesehen noch gar nicht richtig ausgebrochen ist
- Gefühl, als sei er schon lange krank
- Schmerzen im ganzen Körper
- große Mattigkeit und Erschöpfung
- Frieren mit Übelkeit
- Übelkeit besser durch ruhig Liegen
- Fieberanstieg mit Frösteln oder Schüttelfrost im Rücken und rotem Gesicht
- Gefühl, als sei der Kopf dumpf, voll und müde
- Puls schnell und kräftig

- Reizbarkeit und Ärger, wenn etwas gegen seinen Willen gemacht wird

Das Immunsystem ist bei diesem Menschen oft schon seit längerer Zeit geschwächt, und ein Infekt, sei es nun eine leichte Erkältung oder eine schwerere Grippe, kann hier leicht Fuß fassen. Gleich zu Beginn gegeben, hat Echinacea die Kraft, sogar eine schwere Virusgrippe abzuwehren.

Tip

Das Verdauungssystem ist hier überstrapaziert worden und hat zur Schwächung des Immunsystems mit beigetragen. Jetzt brauchen Ihre Organe Ruhe und Erholung, vor allem die der Verdauung. Sie fühlen sich so elend, daß es Ihnen den Appetit verschlägt. Trinken Sie jetzt nur kaltes Wasser, bis Sie sich wieder ganz gesund fühlen.
Feste Nahrung würde jetzt nur im Magen anfangen zu gären und Aufstoßen und Blähungen verursachen. Trinken Sie jetzt nur kaltes Wasser, bis Sie sich wieder ganz gesund fühlen, oder trinken Sie mehrmals täglich das pürierte Fruchtfleisch vor allem von Mangos, aber auch von Beeren, mit Wasser verdünnt. Diese frisch pürierten Fruchtsäfte sind aufbauend und wohl tuend.

Rhus toxicodendron

Symptome

- kurzer, trockener Husten, der fast nur nachts auftritt und durch das geringste Abdecken, sogar nur der Hände, ausgelöst wird; auch kalte Luft verschlimmert
- warme Getränke würden den Husten bessern, aber der Rhustox-Kranke hat häufig Durst auf ganz kleine Mengen Kaltes
- die Zunge ist gelb-weiß belegt, meist nur an der Wurzel mit charakteristischem rotem Dreieck an der Spitze

Tips siehe Kapitel Schnupfen und Husten

Rhus radicans

Symptome

- Kopfweh mit unerträglich steifem Nacken
- ein Gefühl von Hämmern und Schockschlägen im Nacken und oberhalb der Schläfen
- in den Beinen sind starke ziehend-reißende Schmerzen
- die Zunge brennt, wobei sich die Zungenspitze wund anfühlt
- Schmerzen zwischen den Rippen schießen zu den Schultern

Rhus radicans sollte statt Rhus-tox genommen werden, wenn deutlich eine Steifigkeit, besonders bei den Kopfschmerzen, vorhanden ist.

Arnica

Symptome

- übler Mundgeruch beim Husten
- der Husten ist so schmerzhaft, daß Kinder nach einem Anfall erbärmlich weinen
- der Kranke liegt benommen da
- zusammenhangloses Reden
- spielt seine Krankheit herunter
- ist schwerkrank und hält sich für gesund

Arnica kann machmal leicht mit Rhus-tox verwechselt werden. Denn der Arnica-Kranke muß auch oft die Stellung wechseln, aber aus einem anderem Grund - ihm erscheint das Bett zu hart. Auch ganz weiche Unterlagen fangen nach einiger Zeit an, sich immer härter anzufühlen. Sie verursachen Schmerzen, die ihn zwingen, häufig die Stellung zu wechseln. Arnica ist ein 'fäulniserregendes Mittel'; wenn der Arnica-Kranke hustet, werden die Umstehenden von dem Mundgeruch fast überwältigt. Wenn Winde abgehen, stinken sie nach faulen Eiern.

Der Kranke leidet unter großer Benommenheit. Wenn der

Behandler eine klassische Anamnese erstellen will, statt einfach zu beobachten, kann ihn der Arnica-Kranke sehr verwirren. Auf Befragen fängt er zwar an, deutlich zu antworten, die Antworten werden in der Folge aber immer unverständlicher, bis am Ende nur noch Zischlaute zu vernehmen sind. Auch wenn der Arnica-Kranke noch nicht so sehr benommen ist, kann man seine Antworten für die homöopathische Fallaufnahme kaum verwerten. Er redet immer zusammenhangloser, kann es sich aber nicht nehmen, oft zu betonen, wie unwichtig ihm seine Krankheit ist; letzten Endes sei alles gar nicht so schlimm. Die klassische Antwort des Arnica-Kranken auf die Frage, wie es ihm gehe, ist: „Mir fehlt nichts, ich bin gesund", und dabei hat er 41 Grad Fieber! Es kann soweit kommen, daß er den Arzt nicht bemühen oder ihn sogar wegschicken will. Die gelegentliche Schlummersucht von Rhus-tox darf nicht mir dem stupurösen Zustand von Arnica verwechselt werden.

Bryonia

Symptome

- geringste Bewegung ist mit erheblichem Schmerz verbunden
- Unflexibilität auch im geistigen Bereich
- bezeichnend ist seine Teilnahmslosigkeit
- großer Durst auf meist Kaltes, außer wenn er eine Darmgrippe hat
- wenn die Lungen oder das Rippenfell angegriffen sind, liegt er auf der schmerzhaften Seite und hält sich die Stelle mit der Hand, um noch mehr Druck ausüben zu können
- er wirkt matt, betäubt und schwer
- seine Gesichtsfarbe und die Lippen sind dunkelrot
- er sieht sehr krank aus, sein Zustand ist in der Tat oft bedrohlich
- schmerzhafter Husten und Kopfschmerzen
- kennzeichnend sind die stechenden Schmerzen

Eine echte Bryonia Grippe entwickelt sich sehr langsam. Bis die Krankheit zum vollständigen Ausbruch kommt, können drei bis vier Tage verstreichen. Die Abneigung gegen die Bewegung ist schon von Anfang an vorhanden, aber der Bryonia-Mensch ist noch nicht richtig krank. Schließlich fühlt er sich eines Morgens nach dem Aufwachen, krank genug, um liegen zu bleiben. Am selben Abend und in die Nacht hinein steigt die Temperatur sehr hoch. Bryonia kennzeichnet die Abneigung und die Verschlimmerung durch Bewegung. Er kann stundenlang in einem dunklem Raum in einer Stellung bewegungslos ausharren - mit dem Rücken zur Tür. Er erweckt den Anschein zu schlafen und reagiert nur, wenn der andere sehr aufdringlich ist, und dann mit höchstem Widerwillen, den er den anderen deutlich spüren läßt.

Sarcolacticum acidum

Symptome

- heftige Magen- und Darmgrippe mit großer Übelkeit und krampfhaftem Würgen
- unkontrolliertes Erbrechen nach jeder Nahrungsaufnahme, sogar nach Wasser, gefolgt von großer Entkräftung (Arsen)
- die Muskeln fühlen sich sehr angeschlagen und kraftlos an
- kann nachts vor Unruhe kaum schlafen

Sarc-acid. paßt für Steifheit und Wundheit, ähnlich wie wir sie schon von Arnica her kennen. Im Anfangsstadium kann man die beiden Mittel kaum voneinander unterscheiden. Der Sarc-acid-Typ bewegt sich wenig und ist überarbeitet.

Gelsemium

Auslösender Faktor

- warmes Wetter

Symptome

- Durstlosigkeit
- Bewegen der Augen sehr schmerzhaft
- fühlt sich schwer und müde
- Kopf tut derart weh, daß er sich nicht bewegen kann
- Frösteln, welches den Rücken hoch- und runterläuft
- langsamer Puls

Die Gelsemium-Grippe entwickelt sich langsam und neigt dazu, nach dem dritten bis vierten Tag in die adynamische Form überzugehen. Die Gelsemium-Symptomatik gehört zur rein nervösen Form der Grippe. Es ist ein häufiges Mittel bei Influenza in heißen Ländern oder bei warmem Wetter. Bei Bryonia ist es deutlich jegliche Bewegung, die lästig ist und verschlimmert. Bei Gelsemium ist es die Augenbewegung, die so weh tut.
Tips siehe Kapitel Schnupfen

Eupatorium perfoliatum

Symptome

- großer Durst auf kaltes Wasser, er trinkt immer wieder größere Mengen davon, besonders in den Morgenstunden, als ob er in der Nacht fast verdurstet wäre
- bekommt nach einer Weile Schüttelfrost
- danach wird ihm übel und er erbricht größere Mengen grüner Flüssigkeit (Galle)
- alle Symptome, außer Kopfschmerz, besser durch Schwitzen
- Schmerzen in der Brust beim Einatmen von kalter Luft
- Kopfweh mit Augenschmerzen

„Weh tun in den Knochen“- dieses Symptom charakterisiert Eupatorium. Es ist, als ob die Knochen geschlagen oder sogar gebrochen sind. Unerträgliche Schmerzen zwingen ihn, sich zu bewegen, obwohl er dadurch keine Erleichterung bekommt. In der ersten Phase der Grippe, wenn die anderen Symptome nicht deutlich auf ein anderes Mittel hinweisen, läßt uns dieses Symptom mit Sicherheit Eupatorium geben, so daß der weitere Verlauf abgewendet wird. Bei den Kopfschmerzen tun die Augen äußerst weh, und zwar nicht wie bei Gelsemium und Bryonia nur beim Bewegen, sondern die ganze Zeit.

Fieberkrämpfe

Es folgen die wichtigsten Mittel bei Fieberkrämpfen außer Belladonna, da es schon unter den Grippemitteln beschrieben wird. Die Therapie von Fieberkrämpfen soll den Laien nicht dazu verleiten, sich zu überschätzen, sondern sie soll neue Möglichkeiten aufzeigen, der Ohnmacht und der Angst angesichts eines Fieberkrampfes mit Hilfe der Homöopathie Herr zu werden, oder die Möglichkeit eröffnen, mit seinem Therapeuten neue Wege zu gehen.

✍ **Dosierung:** Das passende Mittel wird in der Potenz C 200 alle fünf bis zehn Minuten wiederholt. Wenn nach zwei Gaben keine Besserung eintritt ist das Mittel falsch gewählt.

Cicuta virosa

Es ist die Heftigkeit der Krämpfe, vor allem bei Gehirnhautentzündung (Meningitis), die Cicuta kennzeichnet. Oft ist der Kranke bei klarem Verstand, um dann ganz plötzlich delirös zu werden. Er erkennt niemanden mehr, kann Fragen nur teilweise beantworten und verharrt in diesem halbbewußten Zustand.

Daraufhin treten Krämpfe ein. Die Glieder zucken und rucken. In erster Linie krampft die ganze Wirbelsäule. Der Kopf wird nach hinten bis zum Opisthotonus (krampfhaftes nach hinten Durchstrecken) oder zu einer Seite gestreckt oder von Seite zu Seite gerollt. Heftige, furchtbare Verzerrungen der Glieder und des ganzen Körpers zeichnen Cicuta aus. Die Krämpfe werden durch Berührung, Geräusche oder Erschütterung erneut ausgelöst. Das Fieber fängt in der Regel mit Frösteln in der Brust an und breitet sich von dort aus. Der Kranke verlangt nach Wärme (Heizung, Wärmflasche). Der ganze Körper ist äußerlich eisig kalt.

Im Laufe der Erkrankung neigt er dazu, wie auf den Fleck an der Wand zu starren. Langsam steigert sich die Hitze zu höchsten Graden. Sein gerötetes Gesicht brennt vor Hitze, dabei hat er keinen Durst. Ständig verlangt er nach frischer Luft. Er schwitzt meist jede Nacht insbesondere gegen Morgen am Bauch, danach fühlt er sich belebt und erfrischt. Das Delirium von Cicuta ist genauso heftig wie die Krämpfe. Er stöhnt, jault, macht Gebärden und komische Bewegungen, singt und ist in großer Aufregung.

Hyoscyamus niger

Dieses Mittel wird in unseren Breitengraden selten in Frage kommen, da die Symptome schon vor dem Fieberkrampf so alarmierend sind, daß die meisten Laien sicher hier ihre Grenzen erkennen werden. Andererseits wird ein Homöopath das Mittel meist schon rechtzeitig erkannt und gegeben haben, um einen Fieberkrampf abzuwenden. Der Hyoscyamus-Kranke leidet unter einer zunehmenden Schwäche. Er hat Ausbrüche von heftigen Delirien, die aber wegen seiner Schwäche nicht länger anhalten. Am Anfang hat er daher häufigere Ausbrüche, später wird er immer mehr komatös. In der übrigen Zeit murmelt er im Delirium. Hyoscyamus ist besonders wichtig, wenn Krankheiten eine typhöse Form annehmen. Sein Gesicht ist blaß und eingesunken im Gegensatz zu Belladonna. Er strampelt die Bettdecke ab, nicht weil es ihm warm ist, sondern weil er nicht zugedeckt sein will. Er kann sogar ganz nackt sein wollen. Die Kälte beginnt in den Füßen und läuft die Wirbelsäule hoch bis zum Nacken. Erst mit der Hitze kommt der Durst. Die Haut ist trocken und brennt spürbar vor Hitze. Die Venen sind prall gefüllt und brennen. Wenn die Lungen betroffen sind, hat er besonders nachts einen trockenen, krampfhaften Husten, der im Liegen schlimmer wird. Durch Aufsitzen wird es besser, durch Essen, Trinken und Reden schlimmer.

Opium

Opium ist charakterisiert durch eine gleichgültige Trägheit. Er ist sehr schläfrig und liegt in einer Art träumerischer Benommenheit da. Er klagt nicht und fragt auch nicht. Der Schlaf ist schwer, wie betäubt mit röchelnder Atmung, das Gesicht rot, die Augen halb geschlossen, blutunterlaufen. Die Haut, besonders das Gesicht ist mit heißem Schweiß bedeckt, vor allem im Schlaf. Er empfindet das Bett als zu heiß. Er kann nicht zugedeckt liegen, sucht ständig kühle Stellen und deckt sich ab.

Stramonium

Stramonium hat ein sehr heftiges, manchmal direkt furchterregendes Delirium: Er singt, lacht, grinst, pfeift, schreit, flucht oder betet (bittet). Über allem steht die Geschwätzigkeit. Sprunghaft nimmt er die verschiedensten, unmöglichsten Stellungen ein oder hebt immer wieder ruckartig den Kopf vom Kopfkissen. Die Augen stehen weit offen und leuchten mit riesigen Pupillen. Das gerötete Gesicht glüht besonders beim Schüttelfrost. Dagegen sind Hände und Füße während der Hitze kalt. Er mag meistens keine Dunkelheit, verlangt nach Licht und will nicht alleine sein. Beim Frösteln will er fest zugedeckt sein, was meist auch im Hitzestadium anhält. Die Krämpfe kommen, wenn die Hitze intensiv wird.

Die Nachbehandlung der Influenza

Je schwerer die Grippe war, desto sorgfältiger muß die Nachbehandlung ausgeführt werden und desto mehr sollte sich der Kranke an die folgenden Empfehlungen halten. Wenn ein Mensch die Grippe gut überstanden hat, ist damit die Erkältungsneigung noch nicht ausgeheilt. Mit der homöopathischen Nachbehandlung lege artis steht und fällt die Prognose für die zukünftige Gesundheit des Erkrankten.

Der homöopathisch behandelte Patient macht die Krankheit in ihren naturgegebenen Entwicklungsphasen verkürzt und abgeschwächt durch. In der Allopathie werden die Krankheitszeichen unterdrückt, folglich verlängert sich die Genesungszeit durch die mangelnden Selbstheilungskräfte. Richtige Ernährung während der Rekonvaleszenz kann vor einem Rückfall schützen. Viele nervliche Folgeerscheinungen werden nicht in Erscheinung treten, wenn auf Diät großen Wert gelegt wird.

Fleisch, Alkohol, Reizmittel, starke Gewürze sind pures Gift für den Organismus während der Genesung und, je nach vorherigem Gesundheitszustand, bis zu mindestens sechs Wochen danach.

Folgendes sollte gegessen werden: Getreideschleimsuppen, insbesondere aus Hafer; Gemüse, Reis, Obst, Olivenöl, frische Kräuter, etwas Frischkäse und Hülsenfrüchte, Keimlinge, besonders aus Weizen und Alfa-Alfa sollten einen wichtigen Teil der Nahrung bilden. Salz und Pfeffer mäßig verwenden. In den Salat keinen Essig und Senf geben; lieber Buttermilch, Joghurt und ähnliches. Leichte Puddings (insbesondere mit Gelatine zubereitet), Grütze, Kompott und gedünstetes oder gebackenes Obst können als Nachspeise verzehrt werden.

Zum Trinken eignen sich am besten Wasser oder folgende warme Getränke: Reis-, Brot-, Malztrunk und Kräutertees (Kamillentee- und Pfefferminztee meiden, da sie viele homöopathische Mittel antidotieren können). Getreidekaffees sind oftmals stark geröstet und reizen zu sehr.

Schützen Sie sich vor einem Rückfall!

Wer den Organismus zu schnell Anstrengungen und Belastungen aussetzt, muß dies später häufig teuer bezahlen. Seien Sie vor folgenden Gefahren gewarnt:

- Kälte
- nicht warm angezogen sein
- Zugluft
- zu schwer arbeiten
- geistige Überanstrengung
- fehlende Ruhepausen

All dies kann einen Rückfall auslösen oder schwere nervliche Symptome provozieren.

Bei der homöopathischen Nachbehandlung sind drei Schwerpunkte zu beachten:

1. Die Symptome, die entweder nach der Gesundung zurückbleiben oder hinterher neu auftreten. (Eine richtige homöopathische Behandlung hinterläßt selten Symptome, außer bei sensiblen oder schwächeren Menschen, bei denen sich die Selbstheilungskräfte nicht voll entfalten können).
2. Die Behandlung der erkrankten Organe.
3. Die antimiasmatische Behandlung, vorzüglich mit Nosoden.

Folgemittel und antimiasmatische Mittel werden immer in mittleren bis höheren Potenzen gegeben. Aber einige Folgemittel für die nervlichen Symptome haben sich auch in niedrigen Potenzen, sogar in der Urtinktur bewährt.

Organaufbaumittel gibt man in der Urtinktur bis D 3. Die Salze des Lebens werden meist von D 3 bis D 12 eingesetzt.

1. Symptomatische Folgebehandlung

Es ist darauf zu achten, daß nicht ausschließlich Organtherapie betrieben wird. Es können viele andere Mittel als Aufbaumittel in Frage kommen, besonders auch die Grundmittel oder Polychreste, z.B. Sepia und Sulfur:

Sepia

Sepia verliert jegliches Interesse an allem, was sie (er) gerne gemacht oder gemocht hat. Nicht nur an der Arbeit, auch am Essen und insbesondere an seiner Familie.

Sulfur

Er fühlt sich ganz schwach, möchte zwar gerne vieles machen, aber er bricht durch die geringste körperliche Anstrengung in Schweiß aus. Es ist ihm eher warm; er hat wenig oder keinen Appetit, aber meist viel Durst und gewöhnlich auf Warmes.

Weitere wichtige Mittel sind:
Arsen, Arsen jodatum, Psorinum, Valeriana, aber auch: Sulfuricum jodatum, Calcium phos., Calcium carb., Natrium mur., Calcium fluor., Lathyrus, Conium, Sarcolacticum acidum.

2. Organmittel - Nervenaufbaumittel

Muriaticum acidum

Nach schweren Erkrankungen fällt der Mensch, der Murac. braucht, zurück in ein frühkindliches Entwicklungsstadium. Es tritt eine geistige Schwäche zutage, die an ein Kind erinnert. Der Mensch ist nicht fähig, die einfachsten Dinge zu tun. Er kann weder stehen, gehen, sitzen, noch alleine essen und muß rundherum gepflegt werden. Es kann so weit gehen, daß er sogar das Sprechen neu erlernen muß. Wir finden hier extreme geistige und körperliche Schwäche.

✍ **Dosierung:** Mur-ac. wird sowohl in niedrigen (D 3 –D 12, 3 x täglich 3 Tropfen) als auch in höheren Potenzen (C 200, 1-3x täglich) gegeben.

Avena sativa

Der Avena-Kranke fühlt sich nervlich völlig ausgelaugt und erschöpft. Jegliche geistige Arbeit ist ihm unmöglich

✍ **Dosierung:** Die Zufuhr von Hafer über die Nahrung reicht oft zur Stärkung aus. Wenn die Genesung aber zu langsam voranschreitet, dann sind Potenzen von D 3 bis C 200 oder als LM-Potenz angezeigt. Niedrige Potenzen werden 4x täglich, höhere brauchen in der Regel nicht so oft wiederholt werden.

Scutelaria

Der Genesende fühlt sich durch die Krankheit ausgelaugt, er kann schlecht denken und schlafen. Das Leben mit seinen Anforderungen ist ihm zu viel. Sehr oft treten Kopfschmerzen während der täglichen Beschäftigung auf. Jedes Mal, wenn von ihm etwas mehr verlangt wird, bekommt er Schlafstörungen. Und infolge des Schlafmangels entweder biliöse Kopfschmerzen, oder seine aufs äußerste gespannten Nerven entladen sich in einem Nervenzusammenbruch: Der Kranke ist völlig außer sich und kann nur noch hilflos schreien und weinen. Sein ganzer Zustand ist rein nervlich bedingt. Eine Untersuchung wird nichts Organisches feststellen können.
✍ **Dosierung:** Scut. wird meist in der Urtinktur bis D 3 benutzt, 3-4x täglich 3 Tropfen.

Cypripedium

Auch bei diesem Mittel finden wir eine nervöse Schwäche, allerdings nicht als Folge von Überforderung, sondern aufgrund nervöser Erregung. Der Genesende ist einfach in zu großer Aufregung, die ihn daran hindert, sich auf irgend etwas zu konzentrieren oder nachts zu schlafen.

✍ **Dosierung:** Cypr. wird wie Scutelaria niedrig gegeben.

Leberaufbaumittel:
Chelidonium, Carduus marianus, Hydrastis, Taraxacum, Berberis.

Milzaufbaumittel:
Ceanothus, China, Chininum arsenicosum.

Nierenaufbaumittel:
Berberis, Solidago, Urtica urens.

Herzaufbaumittel:
Iberis, Crataegus, Adonis.

Lesen Sie dazu auch unser Buch "Biowaffen und Homöopathie"

3. Nosoden

Die Tuberculinum-Nosoden

Man sollte geschwächte Menschen erst vier bis zwölf Wochen aufbauen, bevor man die Genesenden mit einer Tuberculinum-Nosode (Tuberculinum bovinum, Bacillinum) abschließend antimiasmatisch behandelt. Wenn sich allerdings das Arzneimittelbild von Tuberculinum schon bald nach der Grippe zeigt, kann man es eher einsetzen. Das der jeweiligen Tuberculinumsymptomatik entsprechende Präparat wird am besten in der LM-Potenz verabreicht. Es wird alle 3-4 Tage bis zu einmal monatlich wiederholt. Diese Nosode kann allein für sich gegeben oder mit einem Aufbau- oder Grundmittel kombiniert werden.
Es können zur Nachbehandlung auch Streptococcinum und Oscillococcinum verwendet werden. (Beschreibung der Mittel finden Sie im Kapitel Grippeprophylaxe)

SYMPTOMENVERZEICHNISSE

Schnupfen

Mittel

Aconit (Acon.), Allium cepa (All-c.), Arsenicum album (Ars.), Belladonna (Bell.), Bryonia (Bry.), Carbo vegetabilis (Carb-v.), Dulcamara (Dulc.), Euphrasia (Euphr.), Ferrum phosphoricum (Ferr-p.), Gelsemium (Gels.), Hepar sulfuris (Hep.), Jodum (Jod.), Kalium bichromicum (Kali-bi.), Kalium sulfuricum (Kali-s.), Lycopodium (Lyc.), Mercurius solubilis (Merc.), Natrium muriaticum (Nat-m.), Nux vomica (Nux-v.), Phosphor (Phos.), Pulsatilla (Puls.), Rhus toxicodendron (Rhus-t.), Sulfur (Sulf.), Tuberculinum bovinum (Tub-bov.)

Verschlimmerung

Essen, nach dem:	Nux-v.
Freien, im:	Jod., Merc., Phos., Puls., Sulf.
Luft, kalte:	Dulc., Merc.
warme:	Merc.
Schneeluft:	Puls., Rhus-t.
Zugluft:	Dulc., Merc.
Kaltwerden:	Merc., Nux-v.
Reden:	Acon.
warmes Zimmer:	All-c., Carb-v., Merc., Nux-v., Phos.

Besserung

Bewegung:	Dulc., Phos., Rhus-t.
Freien, im:	Acon., All-c., Bry., Merc., Nux-v., Phos., Puls.
Gehen:	Dulc., Phos., Puls., Rhus-t.
warmes Zimmer:	Ars., Dulc.,
Wind, warmer, Föhn:	Hep.

Empfindungen und Art des Schnupfens

Fließschnupfen:	Acon., All-c., Ars., Bell., Bry., Carb-v., Dulc., Euphr., Gels., Hep., Jod., Kali-bi., Kali-s., Lyc., Merc., Nat-m., Nux-v., Puls., Rhus-t., Sulf.
einseitig:	Bell., Hep., Nux-v., Phos.
besser im Freien:	Carb-v.
fließt nur oder schlimmer durch:	
Bücken:	Merc.
Freien, im:	Ars., Dulc., Euphr., Jod., Puls., Sulf.
kaltes Zimmer:	Merc.
warmes Zimmer:	All-c., Merc., Nux-v., Puls.
windiges Wetter:	Euphr.
Zeiten:	
tagsüber:	Carb-v., Euphr., Merc., Nux-v.
morgens:	Acon., Carb-v., Euphr., Nux-v., Puls., Sulf.
Aufstehen, nach:	Nux-v.
Bett, im:	Carb-v.
nachmittags:	Sulf.
abends:	All-c., Carb-v., Puls., Sulf.
nachts:	Merc.
heftig:	Ars., Bry., Carb-v., Lyc., Sil.
Stockschnupfen:	Acon., All-c., Ars., Bell., Bry., Carb-v., Dulc., Hep., Jod., Lyc., Merc., Nat-m., Nux-v., Phos., Puls., Sulf.
stockt oder schlimmer durch:	
Freien, im:	Nux-v.
warmes Zimmer:	Ars., Jod., Puls., Sulf.
Zeiten:	
morgens:	Carb-v., Jod., Nat-m., Nux.
abends:	Carb-v., Euphr., Nux-v., Puls., Sulf.

nachts: Euphr., Nux-v.
wechselt mit Fließschnupfen ab: Ars., Bell., Nat-m., Nux., Phos., Puls., Sulf.
Verspannung im Gesicht: Ars., Bell., Lyc., Nat-m.
Verstopfung der Nase:
morgens: Bell., Hep., Kali-bi., Lyc.
abends: Carb-v., Euphr., Kali-bi., Lyc.,Puls.
nachts: Ars., Lyc., Nux-v.
Abwechseln der Seiten: Nux-v.
Schlaf, im: Ars., Lyc.
warmen Zimmer, im: Carb-v., Puls., Sulf.
Nasenwurzel, an der: Ars., Kali-bi., Lyc.
besser durch Gehen an der frischen Luft: Puls.
Gefühl der Verstopfung: Kali-bi., Nux-v.
mit wässriger Absonderung: Ars., Nux-v.

Begleitsymptome und Zustände

Fieber, mit: Acon., All-c., Ars., Bell., Bry., Gels., Hep., Jod., Merc.
Frösteln, mit: Acon., Ars., Bry., Merc., Nux-v Puls., Sulf.
Geschmacksverlust: Hep., Nat-m., Nux-v., Puls., Sulf.
Hitze im Gesicht: Nux-v.
Hunger, vermehrt: All-c., Hep., Tub-bov.
Husten, mit: Acon., All-c., Ars., Bell., Bry., Carb-v., Euphr., Ferr-p., Gels., Hep., Jod., Kali-bi., Lyc., Merc., Nat-m., Phos., Rhus-t., Sulf.
Kehlkopfentzündung, mit: Acon., Ars., Bry., Carb-v., Dulc., Hep., Kali-bi., Nat-m., Phos., Puls., Sulf.
Kopfschmerzen, mit: Acon., All-c., Ars., Bell., Bry Carb-v., Dulc., Ferr-p., Gels.,

	Hep., Jod., Lyc., Merc., Nux-v., Phos., Puls., Rhus-t., Sulf.

Auslösende Faktoren

Abkühlung, bei Überhitzung:	Ars., Carb-v., Puls.
Entblößen des Kopfes:	Hep., Nat-m.
Haareschneiden oder waschen:	Bell., Nux-v

Husten und Bronchitis

Mittel

Aconit (Acon.), Arsenicum album (Ars.), Belladonna (Bell.), Bryonia (Bry.), Carbo vegetabilis (Carb-veg.), Causticum (Caust.), Cina (Cina), Drosera (Dros.), Dulcamara (Dulc.), Hepar sulfuris (Hep.), Ipecacuanha (Ip.) Lachesis (Lach.), Lycopodium (Lyc.), Nux vomica (Nux-v.), Phosphor (Phos.), Pulsatilla (Puls.), Rhus toxicodendron (Rhus-t.), Rumex (Rumx.), Sepia (Sep.), Silicea (Sil.), Spongia (Spong.), Sulfur (Sulf.), Tuberculinum bovinum (Tub-bov.)

Verschlimmerung

Atmen, tief:	Acon., Ars., Bell., Bry., Cina, Dros., Dulc., Hep., Ip., Lach., Lyc., Phos., Puls., Rhus-t., Rumx., Sep., Sil., Sulf., Tub bov.
unregelmäßig:	Rumx.
Bewegung:	Ars., Bell., Bry., Carb-v., Cina, Dros., Ip., Lach., Lyc., Nux-v., Phos., Sep., Sil., Spong.
Entblößen:	Ars., Hep., Nux-v., Rhus-t., Rumx., Sil.,
der Hände:	Hep., Rhus-t., Sil.

Essen:	Acon., Ars., Bell., Bry., Carb-v., Caust., Dros., Hep., Ip., Lach., Lyc., Nux-v., Phos., Puls., Rhus-t., Rumx., Sep., Sil., Sulf.
Kaltes:	Carb-v., Dros., Hep., Lyc., Rhus-t., Sil.
Warmes:	Puls.
Freien, im:	Aacon., Ars., Bry., Carb-v., Cina., Hep., Ip., Lach., Lyc., Nux-v., Phos., Rhus-t., Rumx., Sil., Sulf.
Gehen:	Ars., Carb-v., Cina,Hep., Ip., Lach., Rumx.
schnell:	Puls., Sep., Sil.
Getränke, kalte:	Ars., Carb-v., Hep., Ip., Lach., Lyc., Rumx., Sil., Spong.
warme:	Phos.
Kaffee:	Caust., Nux-v.
Kaltwerden:	Ars., Carb-v., Hep., Bry., Caust., Dulc., Hep., Lach., Nux-v., Phos., Rhus-t., Rumx., Sil., Sulf., Tub-bov.
Arm oder Hand:	Ars., Hep., Rhus-t., Sil., Sulf.
Fuß:	Sil., Sulf.
Liegen:	Acon., Ars., Bell., Bry., Carb-v., Caust., Dros., Dulc., Hep., Lach., Lyc., Nux-v., Phos., Puls., Rhus-t., Rumx., Sep., Sil., Spong., Sulf.
abends:	Ars., Bell., Bry., Dros., Lach., Nux-v., Puls., Rumx., Sep., Sil., Sulf.
nachts:	Ars., Bell., Dros., Dulc., Lyc., Puls., Rhus-t., Rumx., Sep., Sil., Sulf.
Rückenlage:	Ars., Nux., Phos., Rhus-t., Sep., Sil., Spong.
Seitenlage:	Acon., Bry., Lyc., Phos., Puls., Sep., Spong., Sulf.

-links:	Ars., Bry., Lyc., Phos., Puls., Rhus-t., Rumx., Sep., Sulf.
-rechts:	Cina, Ip., Lyc., Phos., Sil., Spong., Tub-bov.
Luft, feuchte:	Carb-v., Dulc., Lach., Rhus-t., Sep., Sil., Sulf.,
kalte:	Acon., Ars., Bry., Carb-v., Caust., Cina., Hep., Ip., Lach., Lyc.., Nux-v., Phos., Rhus-t., Rumx., Sep., Sil., Spong., Sulf.
-gehen in:	Ars., Ip., Phos., Rumx.,
-trocken-kalte:	Acon., Hep., Phos., Rumx., Spong.,
trockene:	Caust., Sep.
Zugluft:	Acon., Caust., Sep.,
Reden:	Acon., Ars., Bell., Bry., Carb-v., Caust., Cina., Dulc., Hep., Ip., Lach., Lyc., Nux-v., Phos., Rhus-t., Rumx., Sil., Spong., Sulf., Tub-bov.
lautes:	Phos., Tub-bov.
Saures:	Lach., Nat-m., Nux-v., Sep., Sil., Sulf.
Sitzen:	Phos., Puls., Rhus-t., Sep.
Stehen:	Acon., Sep., Sulf.
Trinken:	Acon., Ars., Bry., Carb-v., Dros., Hep., Lach., Lyc., Nux-v., Phos., Sil.
Wind:	Acon., Hep., Lyc., Sep., Spong.
kalter:	Hep., Lyc.
trocken-kalter:	Acon., Hep., Spong.

Besserung:

Atmen, tief:	Lach., Puls.
Bewegung:	Dulc., Nux-v., Phos., Puls., Rhus-t., Sulf., Tub-bov.
Essen:	Spong
warmes:	Spong

Freien, im:	Bry., Dros., Dulc., Nux-v., Puls., Sulf.
Gehen:	Dros., Phos.,
Getränke, kalte:	Caust., Ip., Sulf.
warme:	Ars., Bry., Lyc., Nux-v., Rhus-t., Sil., Spong.
Liegen:	Acon., Bry., Sep., Sulf..
Rückenlage:	Acon., Bry., Lyc.
Trinken:	Bry., Caust., Spong.

Empfindungen und Art des Hustens

Bellend:	Acon., Bell., Dros., Dulc., Hep., Lyc., Phos., Spong., Sulf., Tub-bov.
Erschöpfend:	Ars., Bell., Carb-v., Caust., Dros., Ip., Lach., Lyc., Nux-v., Phos., Puls., Rhus-t., Rumx., Sep., Sil., Spong., Sulf., Tub-bov.
Erschütternd·	Ars., Bell., Bry., Carb-v., Caust., Dulc., Ip., Lach., Lyc., Nux-v., Phos., Puls., Rhus-t., Sep., Sil., Spong., Sulf.
Feder in der Halsgrube:	Cina.Sulf
Fremdkörper im Kehlkopf:	Bell., Dros., Hep., Lach., Phos., Rumx., Sil.
Gerstengranne im Kehlkopf:	Rumx
Hart:	Ars., Bell., Carb-v., Caust., Cina. Lach., Lyc., Nux-v., Phos., Puls., Rhus-t., Sep., Spong.
Heiser:	Acon., Bell., Bry., Carb-v., Caust., Cina., Dros., Dulc., Hep., Lach., Lyc., Nux-v., Rhus-t., Rumx., Sep., Sil., Spong., Sulf.
Hohl:	Acon., Bell., Bry., Carb-v., Caust., Cina, Dros., Dulc., Hep., Lach., Lyc., Nux-v., Rhus-t., Rumx., Sep., Sil., Spong., Sulf.

Hustenreiz:

Brust:	Ars., Bell., Carb-v., Dros., Phos., Puls., Rhus-t., Sep., Spong.
Bronchien.	Dros., Ip., Lach., Lyc.
-Bifurkation der:	Bry., Spong.
Halsgrube:	Bell., Rumx., Sil.
Luftwege:	Acon., Carb-v., Caust., Lyc., Nux-v., Phos., Sep., Sulf.
Magengrube:	Bell., Bry., Hep., Lach., Nux-v., Puls., Sep.
Locker:	Ars., Bell., Bry., Carb-v., Cina., Dros., Dulc., Hep., Lyc., Phos., Puls., Sep., Sil., Sulf.
Pfeifend:	Acon., Ars., Carb-v., Hep., Lyc., Spong.
Rasselnd:	Bell., Bry., Carb-v., Caust., Chin., Hep., Ip., Lach., Lyc., Nux-v., Phos., Puls., Rumx., Sep., Sil., Sulf.
Rauch, als ob der Hals durch Rauch von ranzigem Fett gereizt würde:	Hep.
Schwefeldunst, Gefühl von:	Ars., Bry., Carb-v., Ip., Lach., Lyc., Puls.
Staub:	Ars., Bell., Dros., Hep., Ip., Lyc., Puls., Sulf.
Zusammenschnürung,	Brust: Carb-v., Dros.., Ip., Sulf.,
Kehlkopf:	Ars., Bell., Hep., Ip., Lach., Phos., Puls., Sil., Spong., Sulf.

Begleitsymptome

Brennen in der Brust:	Ars., Bry., Carb-v., Caust., Hep., Lach., Lyc., Phos., Rumx., Sep., Spong., Sulf.
im Kehlkopf:	Ars., Bell., Carb-v., Caust., Hep., Lach., Lyc., Phos., Rumx., Sep.,

	Spong., Sulf.,
Niesen, mit:	Bell., Bry., Carb-v., Cina., Hep., Nux-v., Sep., Sil., Sulf.
Husten endet mit:	Bell., Bry., Carb-v., Hep., Lyc., Sulf.

Auslösende Faktoren:

Kalt-trockener Wind:	Hep.,
Nasswerden:	Dulc., Rhus-t., Sulf.

Halsschmerzen, Angina

Mittel

Aconit (Acon.), Apis (Apis), Arsenicum album (Ars.), Barium carbonicum (Bar-c.), Barium muriaticum (Bar-m.), Belladonna (Bell.), Bryonia (Bry), Capsicum (Caps.), Gelsemium(Gels.), Ignatia (Ign.), Lachesis (Lach.), Lac caninum (Lac-c.), Lycopodium (Lyc.), Mercurius solubilis (Merc.), Mercurius corrosivus (Merc-c.), Mercurius cyanatus (Merc-cy.), Mercurius jodatus flavus (Merc-j-f.), Phosphor (Phos.), Phytolacca (Phyt.), Pulsatilla (Puls.), Sepia (Sep.)

Schmerz erstreckt sich zu

Kehlkopf:	Lach.
Magen:	Lach.
Nackendrüsen:	Sep.
Ohr:	Bell., Bry., Ign., Lac-c., Lach., Merc., Merc-cy., Nux-v., Phyt.
beim Schlucken:	Gels., Lac-c., Lach., Merc., Nux-v., Phyt.

Empfindungen und Art der Halsschmerzen

Apfelkerngehäuse, wie durch ein: Merc., Phyt.

brennender Schmerz:	Apis. Acon., Ars, Bar-c., Bar-m., Bell., Caps., Gels., Lach., Lyc.,Merc.,

	Merc-c., Merc-j-f.,Merc-j-r., Nux-v., Phos., Phyt.,Puls., Sep.
Essen verschlechtert:	Lyc.
kalte Getränke verschlechtern:	Ars., Merc-c.
bessern:	Apis
warme Getränke bessern:	Ars.
Schlucken, beim:	Ars., Bar-c., Lyc.
leer schlucken:	Bar-c., Merc-j-f., Merc-j-r.
strahlt in den Magen aus:	Acon., Apis, Ars.
drückend:	Bar-c., Bell., Bry., Caps., Ign., Lach., Lyc., Merc., Merc-c., Merc-j-r., Nux-v., Phos., Sep.
Schlucken, beim:	Bar-c., Nux-v., Sep.
reißend:	Ars.
roh:	Acon., Apis. Ars, Bell., Bry., Ign., Lac-c., Lach., Lyc., Merc., Merc-c., Nux-v., Phos., Phyt., Puls., Sep.
Luft, kalte einatmen:	Nux-v.
Schlucken, beim:	Bar-c., Bry., Nux-v.
schneidend:	Merc-c., Puls., Sep.
Splitter, wie von einem:	Apis, Ign., Lac-c., Lach., Merc.
Schlucken, beim:	Apis
stechend:	Acon., Apis, Ars., Bar-c., Bell., Bry:, Caps., Ign., Lach.

Verschlimmerung

Berührung:	Apis, Bell., Bry., Ign., Lac-c., Lach., Phyt.
Bewegung:	Bell., Merc.
Einatmen:	Apis, Hep.
Essen:	Acon., Apis, Lach.
Getränke, kalte:	Ars., Lyc., Merc-c.
warme:	Apis, Lach., Lyc., Merc-j-f., Phyt.
Husten, beim:	Acon., Caps., Lach., Lyc., Nux-v.,

	Phos., Sep.
Kaltwerden:	Ars., Lyc., Merc., Phos., Phyt.
Kopf drehen:	Bell., Bry., Lach.
beugen nach vorne:	Phyt.
Liegen:	Bell., Lach.
Luft, kalte:	Bell., Lac-c., Merc., Nux-v.
räuspern:	Bell., Lach.
Schlaf, nach	Lac-c., Lach., Merc-j-r.
schlucken, Flüssigkeiten:	Bell., Ign., Lach., Lyc., Merc-c.
Speisen:	Bar-c., Bry., Lac-c., Lach., Phos., Nux-v., Sep.
Leerschlucken:	Ars., Bar-c., Bell., Bry., Lac-c., Lach., Merc., Merc-c., Merc-j-r., Nux-v., Puls., Sep.
danach:	Bry., Nux-v., Phos., Puls.
Nichtschlucken:	Apis, Caps., Ign., Lac-c., Lach., Nux-v., Puls.
Wärme:	Lach., Merc., Phyt.
Bettwärme:	Merc.,
Zimmerwärme:	Apis, Bry.

Besserung

Essen:	Acon., Apis, Lach.
Getränke, kalte:	Apis, Lac-c., Lach., Lyc., Merc-j-f., Phos., Phyt.
warme:	Ars., Lyc., Nux-v.
Schlucken, nachher:	Bell., Caps., Ign., Lac-c., Lach., Merc.
Trinken:	Bry., Ign.
Wärme:	Ars., Lyc., Mer., Merc-c., Merc-j-r., Nux-v., Puls., Sep.

Schlucken verschlimmert: Apis, Bar-c., Bell., Bry., Lach., Lyc., Merc., Sep.

Nichtschlucken verschlimmert: Ign., Puls.

stechend-brennend: Apis, Acon., Bell., Merc.
Schlucken verschlimmert: Apis, Merc., Puls.
Beim Nichtschlucken: Apis
wund: Acon., Apis, Ars, Bell., Caps., Gels., Ign., Lach., Lyc., Merc., Merc-c., Merc-cy., Merc-j-f., Merc-j-r., Nux-v., Phos., Phyt., Puls., Sep.
links: Lac-c., Lach., Merc-j-r.
rechts: Ars., Bell., Lac-c., Lyc., Merc., Merc-j-f., Phyt.
ziehend: Apis, Caps., Merc-c.

Auslösende Faktoren

Abkühlung nach Überhitzung : Ars., Carb-v., Puls.
Baden: Ars.
in kaltem Wasser: Phos., Rhus-t.
Entblößen des Kopfes: Hep., Nat-m.
Feuchte Wiese, sitzen auf: Dulc.
Föhn: Gels:, Puls.
Frühjahr und Herbst: All-c.
Haarewaschen oder –schneiden: Bell., Nux-v., Puls.
schneiden: Nux-v.
kalte, feuchte Luft: Merc.
auf kaltem Stein sitzen: Nux-v.
Kaltwerden: Acon.
Kaltwerden am Kopf: Bell.
Schwitzen, beim. Acon:, Bry.
Nasswerden: Dulc., Nux-v., Rhus-t., Sulf.
nach Überhitzung: Dulc., Rhus-t.
der Füße: Puls.
Nebel: Rhus-t.
Regen: Dulc., Rhus-t.

Schnee:	Dulc.
Wetter, kalt-feucht:	Dulc., Rhus-t.
kalt-trocken:	Acon., Hep., Nux-v.
warm:	Jod, Lyc., Puls., Sulf.
warm-feucht:	Carb-v., Rhus-t.
Wetterwechsel:	Ars., Tub.
kalt zu warm:	Bry., Lyc., Sulf.
kalt zu warm-trocken:	Kali-s., Lyc., Nat-m., Sulf.
warm zu kalt:	Dulc.
Wind:	Euphr.
kalter, trockener:	Acon., Bry., Hep.
Warmer:	Carb-v.
Zugluft:	Nux-v.

Appetit bei Erkältungen

Appetit auf:

Apfel:	Sulf.
bittere Sachen, Getränke:	Acon., Nat-m.
Bier:	Sulf.
Dunkles:	Kali-bi.
Brot, trockenes:	Bar-m.
und Butter:	Ign., Merc.
Eiswürfel:	Merc-c.
Eiscreme:	Phos., Tub-bov.
erfrischende Sachen:	Apis, Ars., Phos., Puls., Tub-bov.
Essig:	Ars., Hep.
Fisch:	Nat-m., Phos.
Fleisch:	Tub.-bov.
flüssige Nahrung:	Bell., Bry., Calc-ars., Sulf.
gewürzte Speisen, gut:	Hep., Lac-c., Phos., Sep., Sulf. Tub-bov.

Herzhaftes (Schmackhaftes, Deftiges wie Steak, Pizza):

	Tub-bov.
Heiße Getränke:	Tub-bov.
Honig:	Tub-bov.
Kaffee:	Nat-m., Nux-v.
Kakao:	Nux.v., Tub-bov.
kalte Getränke:	Acon., Ars., Bry., Caps., Caust., Cina, Dulc., Echi., Kali-bi.,Kali-s., Lyc., Merc., Phos., Puls., Rhus-t., Sep., Tub-bov.
eiskalte:	Merc-c., Phos., Puls., Tub-bov.
Speisen:	Kali-s., Merc-c., Phos., Tub-bov.
Kartoffeln:	Tub-bov.
Käse:	Ign., Tub-bov.
Limonade:	Bell., Puls., Tub-bov.
Milch:	Ars., Rhus-t.
kalte (aus dem Kühlschrank):	Phos., Tub-bov.
Obst:	Ars., Lach., Tub-bov.
Zitrusfrüchte:	Tub-bov.
Rohkost:	Sulf.
Salziges:	Carb-v., Lac-c., Nat-m., Phos., Sulf., Tub-bov.
Saures:	Ars., Ferr-p., Hep., Phos., Puls.
Tomaten:	Tub-bov.
Warme Getränke:	Ars., Bell., Bry., Lac-c., Lyc., Sulf.
auch wenn es ihm warm ist:	Sulf.
warme Speisen:	Ars., Lyc.
Suppen:	Bry., Calc-ars.
Zwiebeln, rohe:	All-c.

Zungendiagnostik

Zur Behandlung aller akuten Erkrankungen ist die Zungendiagnostik eine große Hilfe.

Cicuta: Schaum vor dem Mund. Weiße, bei Berührung schmerzhafte Laschen und Geschwüre am Zungenrand. Erschwertes Sprechen mit heftigem Zucken am Kopf und Armen bei jedem Wort.

Opium: Trocken, schwarz, paralysiert, blutiger Schaum, zitternde Lippen, erschwerte Aussprache.

Stramonium: Seiten und Spitze rot, Mitte gelb. Papillen erhaben. Zunge schlaff oder fühlt sich steif und ausgetrocknet an, besonders an der Wurzel.

Aconit: Rot – rote Ränder.

Belladonna: Feurig rot, rote Streifen in der Mitte oder Mitte weiß, rote Ränder, heiße Mitte, milchige Zunge, gelb oder gelb-weiß belegt. Trockenheit, Papillen erhaben, vergrößert, rot – Himbeerzunge.

Rhus-tox.: Trocken, braun, besonders morgens, mit großem Durst, Zungenspitze rot, auffälliges rotes Dreieck. Zungengrund gelb-weiß belegt, einseitiger Belag, gelber oder blutiger Speichel rinnt nachts aus dem Mund. Fauliger Geschmack morgens und nach dem Essen; ansonsten bitter, scharf. Speisen schmecken bitter, besonders Brot.

Bryonia: Trockener Mund mit oder ohne Durst; seifiger, schaumiger Speichel; brennende Blasen am Zungenrand; Mitte gelb oder braun; Essen schmeckt bitter oder bitterer Geschmack nach den Mahlzeiten oder morgens.

Gelsemium: Braun, rote Ränder, weiße Mitte; dick, gelb-weiß mit fauligem Geruch; gelblicher Speichel; eitriger Mundgeschmack.

Dulcamara: Rote Ränder, trocken klebriger Mund, Speisen schmecken holzig.

Arsenicum: Sehr rot, wund, rote Streifen in der Mitte; trocken braun; besonders die Mitte; blaß, dick gelb-weiß belegt; rote Zunge mit silbrigem Belag; dreckig-gelbe Zunge.

Arnica: Braun, besonders die Mitte; Seiten weiß; gelbe Zunge; eitrig, bitterer schleimiger Geschmack – besonders morgens.

Ferrum phos.: Pelziges Staubgefühl oder sauber und rot.

Echinacea: Morgens weißer Belag; weißer schaumiger Schleim mit schlechtem Geschmack; weiße Zunge mit weißen Rändern; trocken wund, schmutzig-bräunlich.

Pulsatilla: Weiß oder grau belegte Zunge; Mitte gelb; bitterer oder schlechter Mundgeschmack, besonders morgens, trocken mit Durstlosigkeit.

Zungenfarbe

Blass:	Ars., Ip., Merc., Nat-m., Phos., Sep.
blau:	Ars.
braun:	Apis, Ars., Bry., Carb-v., Hep., Lac-c., Lach., Lyc., Merc., Merc-j-f., Nux-v. Phyt., Rhus-t., Sep.
gelblich:	Carb-v., Merc-j-f.
rote Spitze und Ränder:	Lyc., Rhus-t.
gelb:	Apis, Ars., Bry., Carb-v., Hep., Kali-bi., Kali-s., Lach., Lyc., Merc., Merc-c., Merc-j-f., Merc-j-r., Nux-v., Phos., Puls., Rhus-t., Sep., Sulf.
Zungengrund:	Ars., Kali-bi., Kali-s., Merc., Merc-cy., Merc-j-f., Nux-v.
grau:	Phyt.
- kräftiges:	Merc-j-f.
- schmutzig:	Ars., Lach., Merc., Merc-c., Merc-j-f., Sep.
weiß:	Ars., Bell., Gels., Kali-bi., Merc-c., Rhus-t.

weiß dick:	Acon., Ars, Gels.
Zungengrund, weiß.	Rhus-t.
rot:	Acon., Apis, Ars., Bell., Bry., Gels., Kali-bi., Lac-c., Lyc., Merc., Merc-c., Nux-v., Phos., Rhus-t., Sulf., Tub-bov.
feuerrot:	Apis, Bell., Phyt.,
Flecke:	Apis, Merc.
glänzend:	Apis, Kali-bi., Lach., Phos.
Mitte:	Kali-bi., Phos., Rhus-t., Sulf.
Streifen in der Mitte:	Ars., Bell., Caust., Kali-bi., Merc-c., Phos., Tub-bov.
Spitze:	Apis, Ars., Lac., Lyc., Merc-j-f., Phyt., Rhus-t., Sulf.
wie ein Dreieck:	Rhus-t.
weiß:	haben fast alle Mittel und deshalb zu unspezifisch
angestrichen, wie:	Ars.,
blass:	Acon., Ars., Phos.
Flecken, mit roten inselartigen: Nat-m.	
käsig:	Lac-c., Merc-j-f.
milchig:	Bell., Merc-cy.
schmutzig:	Rhus-t.
silbrig:	Ars., Lac-c.
Mitte der Zunge:	Bell., Bry., Gels., Phos., Sulf.
Seiten:	Caust., Kali-s.
einseitig:	Rhus-t.
Zungengrund:	Sep.

Homöopathisches Prophylaxeprojekt!

Wenn Sie bei der Durchführung der homöopathischen Prophylaxe professionelle Hilfe benötigen, wenden Sie sich bitte an SURYA, den im Jahre 2001 gegründeten Verein zur Verbreitung der Homöopathie. Der Verein hat sich die Bekanntmachung, Erforschung und Weiterentwicklung der homöopathischen Prophylaxe zum Ziel gesetzt! Obwohl die homöopathische Prophylaxe seit 200 Jahren bekannt ist und sich bestens bewährt hat, ist ihr heute aufgrund der Übermacht der materialistischen Denkweise die Anerkennung wieder entzogen worden. Wir möchten ihr wieder den Platz verschaffen, der ihr gebührt. Neben viel Idealismus gehört dazu aber auch Geld für die Durchführung und Auswertung des Projektes. Mit Ihrer Mitgliedschaft und Ihrer Spende können Sie einen entscheidenden Beitrag für die Gesundheit aller leisten. Die Homöopathie schützt uns vor gefährlichen Krankheiten, indem sie unser Selbstheilungssystem aktiviert, statt es zu bekämpfen und ist frei von Nebenwirkungen. Vor jeder Prophylaxe wird der aktuelle und chronische Gesundheitszustand erfragt. Mögliche Kontraindikationen werden ausgeschlossen, um einen sicheren und nebenwirkungsfreien Schutz zu gewährleisten. Mit dieser Methode ist es möglich, neben der Grippe auch vor anderen schweren Krankheiten zu schützen, gegen die es keine Impfungen gibt, wie z.B. gegen Scharlach, Borrelliose, Salmonellose etc. Zeitpunkt und Art des Schutzes werden in einem Gesundheitspaß dokumentiert. Die Daten werden von uns ausgewertet. Bei Interesse an einem Schutz vor der Grippe, Kinder-, Tropen- oder berufsbedingten Infektionskrankheiten wenden Sie sich bitte an:

SURYA

Gesellschaft zur Verbreitung der Homöopathie e.V., Burgstraße 8, D-82418 Riegsee-Hagen, Tel.: 08841/4455, Fax 4298

Mitglieder des Vereins erhalten zweimal jährlich kostenlos die SURYA – Zeitschrift für Homöopathie und Heilen, welche Ihnen interessante Nachrichten aus dem Gesundheitsbereich sowie Berichte über unsere Forschungen bringt, und können die Seminare von Ravi Roy zu einem ermäßigten Preis besuchen (10% Vergünstigung). Fordern Sie bitte Informationsmaterial an!

Bezugsquellen und Hinweise

Eine Bezugsquelle für die *Haus- und Notfallapotheken* nach dem Buch "Selbstheilung durch Homöopathie" und die homöopathische Reiseapotheke nach dem Buch "Homöopathischer Ratgeber - Reisen" von Ravi und Carola Roy können Sie über uns erfragen: Tel 08841/4455.

Ledermäppchen zum Aufbewahren der Glasröhrchen, die 1,5g Globuli enthalten, können Sie über uns beziehen.

Eine *Liste von Therapeuten*, die von Ravi Roy ausgebildet wurden, können Sie ebenfalls über uns erhalten oder auf unserer Webseite www.ravi-roy.de finden.
Ferner gibt es auf unserer Webseite *eine Liste von Homöopathen, die Sie über die Impfungen aufklären.*

Unsere *Homöopathie-Zeitung SURYA* (8 EURO) erscheint zweimal jährlich und kann auch abonniert werden. Wir schicken Ihnen gerne unseren Verlagsprospekt und unser Gesamtverzeichnis homöopathischer Literatur zu.
Carola Lage-Roy hat eine homöopathische Heilpraktikerpraxis in Murnau.
Ravi Roy bildet Homöopathen in Murnau und über einen Lehrgang im Selbststudium aus.

Literaturverzeichnis:

Allen, H.C.: Die Heilmittel von Fiebern, Haug Verlag

Boericke, W.: Handbuch der homöopathischen Materia Medica, Grundlagen und Praxis Verlag

Clarke, J.H.: Der neue Clarke, Dr. Grohmann Verlag

Dewey, W.A.: Katechismus der reinen Arzneiwirkungslehre, Haug Verlag

Kent, J.T.: Zur Theorie der Homöopathie, Haug Verlag

Nash, E.B.: Leitsymptome in der homöopathischen Therapie, Haug Verlag

Roy, Ravi und Lage-Roy, Carola:
Homöopathische Ratgeber 1, 3, 4, 19, 20
Selbstheilung durch Homöopathie, Droemer-Knaur Verlag
Das Immunsystem stärken mit Homöop., Goldmann Verlag

Was ist die Hahnemannsche Homöopathie?

Diese Frage können wir erst beantworten, wenn wir definiert haben, was ein Homöopath ist. Laut Hahnemann ist es die höchste Verantwortung des Heilkünstlers, daß er keine Mühe scheut, wenn es um Menschenleben und Gesundheit geht. Diese Mühe besteht nicht nur darin, ein immer tieferes Verständnis für unsere Werkzeuge zu bekommen, sondern darin, diese echte Wissenschaft, die auf einem Naturprinzip beruht, gewissenhaft zu betreiben. Diese Art der Homöopathie können wir auch die „Hahnemannsche Homöopathie" nennen. Die Gesetzmäßigkeiten und Regeln dieser Heilkunst, welche Hahnemann bei Experimenten und Überprüfungen in über 50 Jahren ausgearbeitet hat, finden wir in seinen zwei Werken „Organon der Heilkunst" und „Die chronischen Krankheiten". Es ist selbstverständlich, daß jene Homöopathen, die im Sinne Hahnemanns gearbeitet haben, das Wissen erweitert, besser geordnet und verfeinert haben. Es bedeutet aber nicht, daß die Prinzipien neu erfunden oder erneuert wurden. Hahnemann warnt uns vor Spekulationen, unpassenden Vorstellungen, Glauben ohne Basis, schablonenhaften Denkmustern und dem Kategorisieren von Menschen. Daraus entstehen Aberglauben, die uns die Homöopathie als Wissenschaft im Sinne Hahnemann nicht ausüben lassen.

Ferner schränken alle Dogmen die Möglichkeiten einer Wissenschaft ein. Dogmatisch arbeitende Therapeuten blenden die Erfahrungen jener Homöopathen aus, die die Gesetzmäßigkeiten grundlegend angewendet haben. Mit Dogmen können wir nur einen winzigen Teil der gesamten Möglichkeiten ausschöpfen.

Die wahre Homöopathie – vorausgesetzt der Homöopath findet das eine richtige Mittel für den momentanen Zustand – bewirkt eine schnelle, sichere und deutliche Besserung des Leidens. Je nachdem, wie akut die Krankheit ist, kann innerhalb Sekunden, Minuten oder in den ersten Stunden nach Einnahme des Mittels eine Besserung erfolgen. Bei chronischen Fällen binnen Tagen, spätestens in ein bis zwei Wochen. Das bedeutet: Außer der Steigerung des allgemeinen Wohlbefindens müssen die Hauptsymptome des Zustandes deutlich zurückweichen.

Weil die Homöopathie ein Lebens- bzw. Naturgesetz ist, gehört zur Homöopathie ein unbedingtes Verständnis der Lebensprinzipien.

Grundsätze der Homöopathie

Der oberste Grundsatz der Homöopathie besteht in der Bestimmung des am besten passenden Mittels für den vordergründigen Zustand. Um das passende Mittel zu finden, müssen wir zuerst den Zustand bestimmen.

Es gibt zwei Arten von Symptomen. Diejenigen von allgemeiner Art, mit deren Hilfe wir den Zustand erfassen können und so erstmal die in Frage kommenden Mittel festlegen und die speziellen Symptome, welche uns das Mittel, das am ähnlichsten ist, aus der Gruppe von den vorher festgelegten Mitteln, bestimmen lassen.

Erst nachdem das ähnlichste Mittel bestimmt worden ist, stellt sich die Frage der Potenz. Die Wahl der richtigen Potenz ist notwendig, damit das ausgewählte Mittel überhaupt, bzw. optimal wirken kann. Für die meisten akuten Fälle sowie die chronischen Fälle einfacher Art, passen die mittleren Potenzen – die C 200 oder eine LM 30. (Lesen Sie dazu unseren „HR 12 – Grundlagenwissen")

Das tiefe Verständnis über das Wesen des Arzneimittelbildes

Das Arzneimittelbild besteht aus dem Wesen, aus den speziellen Symptomen (u.a. auch Leitsymptome genannt) und den allgemeinen Symptomen. Das Verständnis über das Wesen des Arzneimittels läßt uns die unterschiedlichen Äußerungen eines Symptoms oder Zustandes bei verschiedenen Umständen erkennen. Die speziellen Symptome sind z. B. die Modalitäten oder die auffallenden Symptome, welche uns die Sicherheit zur Wahl des richtigen Mittels verleihen.

Die allgemeinen Symptome lassen den Homöopathen die pathologischen Zustände bestimmen, welche ein von ihm zu wählendes Mittel abdeckt. Dadurch sind wir in der Lage festzulegen, welche Krankheitszustände ein Mittel heilen wird und die Reichweite dieses Mittels bei diesen Krankheitszuständen. Mit anderen Worten: welche Stadien von welchen Krankheiten ein Mittel beinhaltet und in welcher Weise.

Der Umgang mit dem Repertorium

Das Repertorium dient als Hilfe zur Bestimmung der pathologischen Zustände eines Mittels. Man kann die wesentlichen Symptome eines Mittels und dessen Ausdrucksmöglichkeiten suchen sowie die speziellen Symptome im allgemeinen und bei einem bestimmten Zustand finden. Um dies alles umsetzen zu können, lernen wir die Aussage des Patienten in die Sprache des Repertoriums umzuwandeln.

Die Bedeutung der Reaktionen auf das verordnete Mittel

Die Reaktionen des Patienten auf das verabreichte Mittel zeigen uns die Richtung, die wir jetzt einschlagen müssen. Wenn es dem Patienten besser geht, wird das Mittel weiter gegeben, so lange die Besserung anhält. Sollte es dem Patienten schlechter gehen, wird das Mittel in der Regel sofort abgesetzt. Jetzt müssen wir aus dem weiteren Verlauf ablesen, was zu tun ist. Das ist das Wissen um die Reaktionen. Es gibt zwölf Grundreaktionen: Besserung, Verschlimmerung, keine Reaktion sowie Blockaden, Reaktionsmangel, Restsymptome, Scheinverschlimmerung, Ausscheidungsreaktion, Verschlechterung und Arzneimittelprüfung, spezielle Reaktionen, Anfallsreaktion oder periodische Zustände, alte Zustände, neue Zustände.

Wie erfolgt die Ausbildung zum Homöopathen?

Die Ausbildung zum Homöopathen beinhaltet das Studium aller Regeln und Prinzipien in ihrer Relevanz zu den verschiedenen Krankheiten und Reaktionsverläufen. Parallel dazu werden die wichtigsten Mittel in ihrer Gesamtheit erlernt. Wenn eine Grundbasis existiert, lernen wir den Umgang mit dem Repertorium. Wir erfahren auch, wie eine sinnvolle Anamnese (Fallaufnahme) gemacht wird. Zum Abschluss des Studiums wird das Wichtigste gelernt: Wie wenden wir dieses Wissen praktisch bei den verschiedensten Krankheiten und Zuständen genau an und wie verhelfen wir den Patienten mit Sicherheit zur Heilung!

HOMÖOPATHISCHE RATGEBER 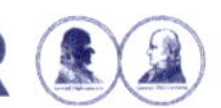

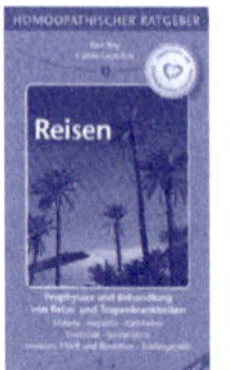

HR 1 – REISEN

Ein Buch, das auf allen Reisen dabei sein muss. Homöopathische Behandlung von Zeckenbissen, Jetlag, Reiseübelkeit etc. Prophylaxe und Behandlung von Tropenkrankheiten.

Der Ratgeber enthält die Beschreibung der wichtigsten Chakrablüten Essenzen auf Reisen.

156 S. (Pocketformat), 14. Auflage 2007
ISBN 978-3-929108-77-4 12,50 €
Englische Version 9,50 €
Auch als E-Book 10,50 € *plus Ratgeber 19,50 €*

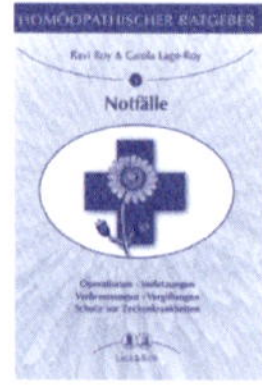

HR 2 – NOTFÄLLE

Gehört in jeden Haushalt. Ein Muss für jeden Gruppenleiter. Wundversorgung, Sportverletzungen, Insektenstiche und Verbrennungen, Begleitung von OP's. Folgen von Sonne und Hitze, Ohnmacht, Angina pectoris.

80 S., Paperback, 10. Auflage 2008
ISBN 978-3-929108-02-6 8,50 €

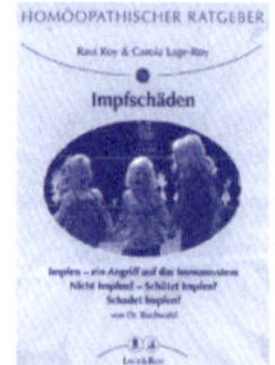

HR 3 – IMPFSCHÄDEN

Lesen Sie selbst, welche Daten das statistische Bundesamt über Impffolgen bereithält. Gefährliche Impfstoffzusätze: Quecksilber, Formaldehyd, etc. Müssen wir das unseren Kindern antun? Ebenso enthalten: Rechtshilfe für Impfgeschädigte.

78 S., Paperback, 8. Auflage 2005
ISBN 978-3-929108-03-3 11,00 €

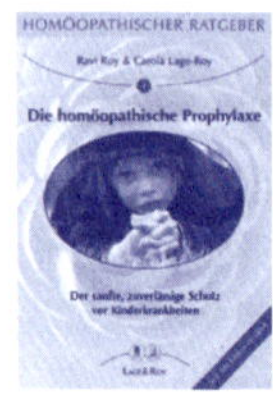

HR 4 – DIE HOMÖOPATHISCHE PROPHYLAXE

Homöopathischer Schutz vor Kinderkrankheiten (Scharlach, Keuchhusten, Diphterie, Polio, Masern, Mumps, Röteln, Tetanus) für Eltern, die ihre Kinder sanft, sicher und verantwortungsbewußt schützen möchten. Funktioniert seit 200 Jahren!

96 S., Paperback, 11. Auflage 2008
ISBN 978-3-929108-04-0 12,50 €

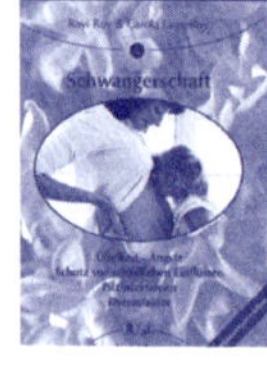

HR 6 – SCHWANGERSCHAFT

Eine homöopathische Behandlung in dieser Zeit erleichtert dem Kind den Eintritt ins Leben – genetische Familiencodes können umgewandelt werden. Die sanfte, nebenwirkungsfreie und schnelle Behandlung von Übelkeit, Erbrechen, Sodbrennen, etc. Gewöhnen Sie sich das Rauchen mit der Homöopathie ab. Informieren Sie sich über die Risiken von Ultraschall und pränatalen Tests.

160 S., Paperback, 7. überarbeitete Auflage 2008
ISBN 978-3-929108-06-4 14,90 €

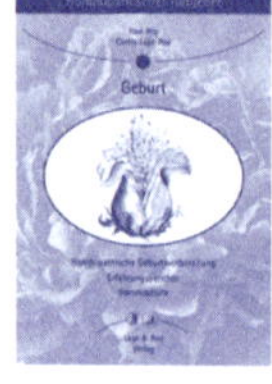

HR 7 – GEBURT

Der Start ins Leben prägt das gesamte Leben Ihres Kindes. Warum sollten nicht auch Sie die fast unglaublichen homöopathischen Möglichkeiten für sich und ihr Kind nutzen? Schluss mit der gewaltsamen Geburt – Saugglocke, unerträglichen Schmerzen und Kaiserschnitt.

80 S., Paperback, 5. Auflage 2005
ISBN 978-3-929108-08-8 10,50 €

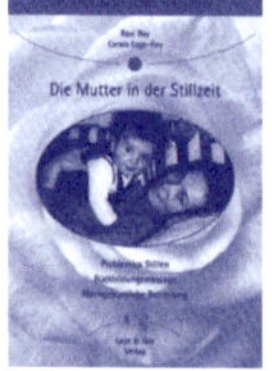

HR 8 – DIE MUTTER IN DER STILLZEIT

Zeit der Stille! Wann hat die Frau sie schon im Leben – ausser in der Stillzeit? Machen Sie die Stillzeit unter Inanspruchnahme der Homöopathie zu einer Quelle der Kraft. Sie werden Sie für sich und Ihr Baby brauchen.

104 S., Paperback, 1. Auflage 2004
ISBN 978-3-929108-28-6 10,50 €

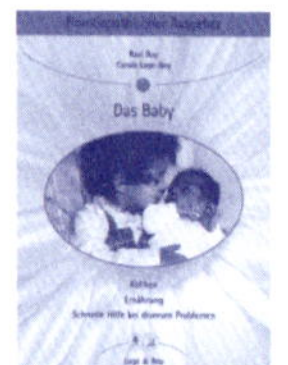

HR 9 – DAS BABY

Hier finden Sie Rat, wie Sie Ihr Kind vor belastenden Medikamenten im ersten Lebensjahr schützen können. Je früher Sie mit der homöopathischen Behandlung beginnen, desto leichter können die genetischen Anlagen veredelt werden.

112 S., Paperback, 1. Auflage 2004
ISBN 978-3-929108-29-3 10,50 €

HOMÖOPATHISCHE RATGEBER 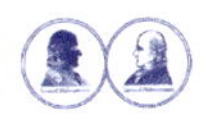

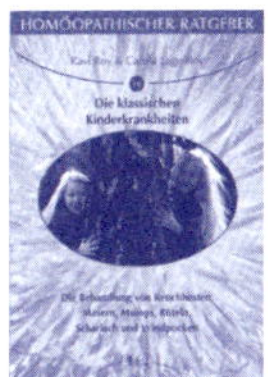

HR 10 – KINDERKRANKHEITEN

Keine Angst vor Kinderkrankheiten! Sie sind wichtige Läuterungsprozesse für Kinder und Eltern. Ihr Kind hat ein Recht darauf, krank zu sein und liebevoll gepflegt zu werden. Die Behandlung von Masern, Windpocken, Mumps, Keuchhusten und Röteln.

56 S., Paperback, 6. Auflage 2000

ISBN 978-3-929108-10-1, Restposten statt 8,50 € 6,50 €

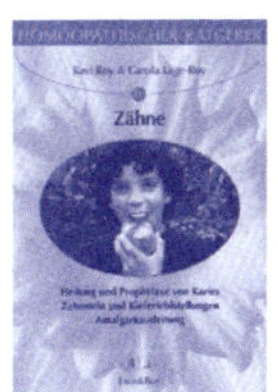

HR 11 – ZÄHNE

Schützen Sie die Zähne Ihres Kindes homöopathisch vor Karies – effektiv nebenwirkungsfrei und mit dem Begleiteffekt einer stabileren Gesundheit. Was können Sie bei Zahnarztphobie, Zahnschmerzen und Amalganbelastung tun? Hier finden Sie den erfahrenen Rat des Expertenpaares.

80 S., Paperback, 3. Auflage 2005

ISBN 978-3-929108-11-8 10,50 €

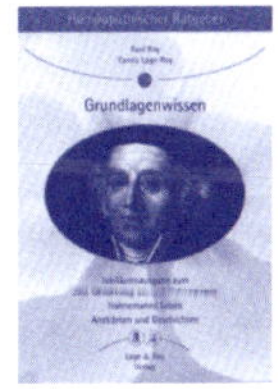

HR 12 – GRUNDLAGENWISSEN

Warum die Homöopathie von Dr. Samuel Hahnemann mehr ist als die perfekte „Heilkunst" des neuen Zeitalters, erfahren Sie in diesem Buch. Für bewußte Menschen ist sie ein Lebensweg. Viele falsche Vorstellungen, durch welche die Heilkraft der Homöopathie verzerrt wird, werden wieder an den richtigen Platz gerückt.

144 S., Paperback, 5. erweiterte Auflage 2005

ISBN 978-3-929108-12-5 12,50 €

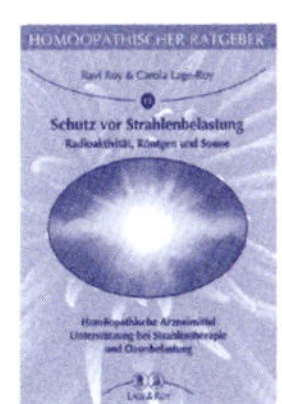

HR 13 – RADIOAKTIVITÄT, OZON UND SONNE

Die radioaktive Belastung hat durch die mit atomaren Waffen geführten Kriege, kleinere Atomreaktorunfälle und Atombombenversuche, von der Öffentlichkeit kaum bemerkt, schleichend zugenommen. Jetzt kommen Ihnen unsere Erfahrungen nach Tschernobyl, wie Sie sich homöopathisch schützen können, zugute. Es kommt immer häufiger vor, dass homöopathische Radioaktivitätsmittel als „Blockademittel" eingesetzt werden müssen, wenn eine Behandlung stagniert.

72 S., Paperback, 5. Auflage 1998

ISBN 978-3-929108-13-2 8,50 €

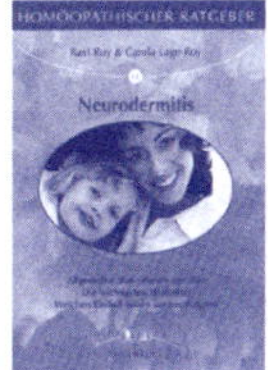

HR 14 – NEURODERMITIS

Wussten Sie, dass geimpfte Kinder und ungeimpfte Kinder von geimpften Eltern wesentlich häufiger an Neurodermitis erkranken, als von Impfstoffzusätzen unbelastete? Um das seuchenartige Ausbreiten der Neurodermitis in den Griff zu bekommen, wurde darüber diskutiert, die Kinder wieder mit den Kinderkrankheiten zu beimpfen, denn durch das Durchleben der Kinderkrankheiten wird das Immunsystem aktiviert – und schützt so vor Allergien.

72 S., Paperback, 7. Auflage 2008

ISBN 978-3-929108-14-9 8,50 €

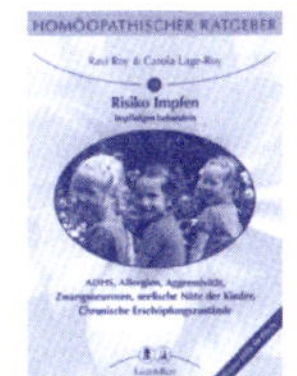

HR 15 – IMPFFOLGEN BEHANDELN

Betroffene und Eltern von geimpften Kindern, die sich manchmal direkt zur Impfung gedrängt gefühlt haben, fühlen sich ausnahmslos bei einem Impfschaden von der Schulmedizin im Stich gelassen. Ein Impfschaden ist aus schulmedizinischer Sicht irreparabel. Hier füllt die Homöopathie seit 200 Jahren eine Behandlungslücke. Impffolgen können sein: Autismus, Neurodermitis, Allergien, schmerzhafte Regel, Platzangst, Lähmungen, MS.

144 S., Paperback, 7. Auflage 2009

ISBN 978-3-929108-15-6 14,90 €

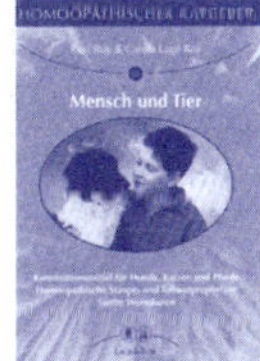

HR 16 – MENSCH UND TIER

Hunde- und Katzenhalter finden hier die wichtigsten Konstitutionsmittel herrlich beschrieben mit treffenden Zeichnungen. Ferner lesen Sie, wie Sie ihre Lieblinge homöopathisch vor Tollwut und der Tollwut-Impfung schützen können. Auch eine Anleitung zur homöopathischen Vorgehensweise zum Entwurmen ist eine grosse Hilfe. Die homöopathische Behandlung von einigen Pferdekrankheiten wird ebenfalls vorgestellt.

120 S., Paperback, 5. Auflage 2008

ISBN 978-3-929108-16-3 14,00 €

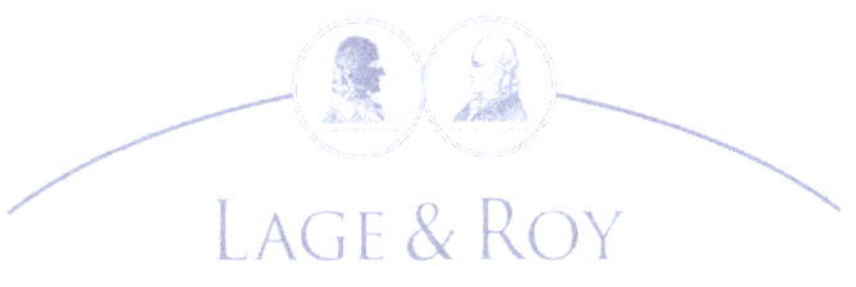

HOMÖOPATHISCHE RATGEBER 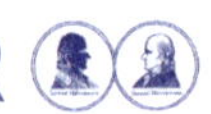

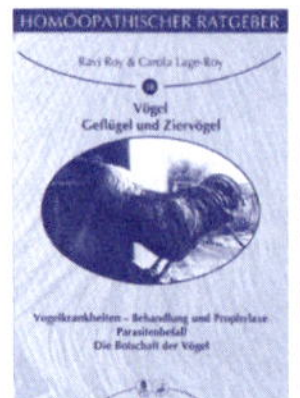

HR 18 – VÖGEL, GEFLÜGEL UND ZIERVÖGEL

Dieser Ratgeber hilft Vögel- und Geflügelzüchtern sowie Hobbyzüchtern, ihre Vögel mit einfachen Mitteln gesund zu halten. Aufgrund der undurchsichtigen und unklaren Informationswelle über die Vogelgrippe haben wir versucht, Ihnen eine kleine Hilfestellung zur Vorsorge bei Vogelkrankheiten zu bieten. Es werden die wichtigsten Krankheiten der Vögel beschrieben und die entsprechenden homöopathischen Massnahmen beschrieben.

80 S., Paperback, 1. Auflage 1995
ISBN 978-3-929108-18-7 8,50 €

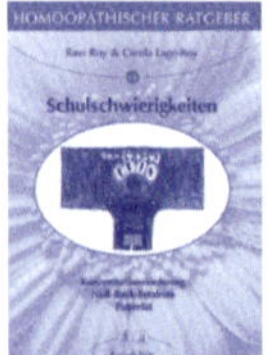

HR 19 – SCHULSCHWIERIGKEITEN

Wenn Sie Ihrem Kind oder sich selbst das Lernen erleichtern möchten, ist dieser Ratgeber genau das Richtige für Sie. Die Problematik wird umfassend und ursächlich mit der Homöopathie angegangen: Lese-Rechtschreib-Schwäche, Schulangst, Depressionen, Lernunlust, ...

120 S., Paperback, 5. Auflage 2008
ISBN 978-3-929108-19-4 10,50 €

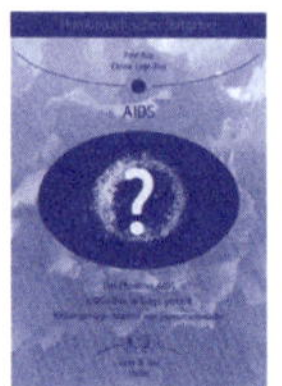

HR 20 – AIDS

Hier geht es um die Behandlung von Aids und ähnlichen schweren Immunschwächekrankheiten. Was sind die wahren Ursachen und Hintergründe, die Sie in keiner Zeitung finden?

120 S., Paperback, 2. Auflage 2005
ISBN 978-3-929108-07-1 12,50 €

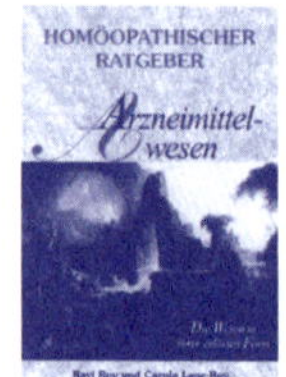

HR 22 – ARZNEIMITTELWESEN

Eine einzigartige Arzneimittellehre! Hier wird nicht nur auf die krankhaften Aspekte der Mittelwesen eingegangen, sondern auf ihren reinen Charakter.

160 S., Paperback, 1. Auflage 1999
ISBN 978-3-929108-17-0 12,50 €

Mehr Bücher aus dem Lage & Roy Verlag unter:

WWW.LAGE-ROY.DE

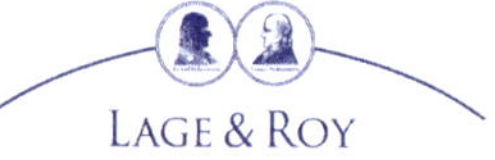

AUSBILDUNG

Die homöopathische Prophylaxe

Die Homöopathie schützt uns vor gefährlichen Krankheiten, indem sie unser Selbstheilungssystem aktiviert, statt es zu bekämpfen und ist frei von Nebenwirkungen.
Vor jeder Prophylaxe werden mögliche Kontraindikationen ausgeschlossen, um einen sicheren Schutz zu gewährleisten.

Sie können sich zum **Prophylaxe-Homöopathen** ausbilden lassen. Besuchen auch Sie unsere **Fachfortbildungsseminare von und mit Carola Lage-Roy.** Besonders für Therapeuten geeignet, die Kinder und Reisende sanft, ohne zu schaden, vor ansteckenden Krankheiten schützen möchten. Gerade der Schutz vor Borreliose, Scharlach und Erkältungskrankheiten, gegen die es keine Impfung gibt, spielt eine große Rolle. Hierin liegt eine Domäne der Homöopathie, die jetzt für viele eine wichtige Hilfe sein kann, denn diese Krankheiten breiten sich immer mehr aus.

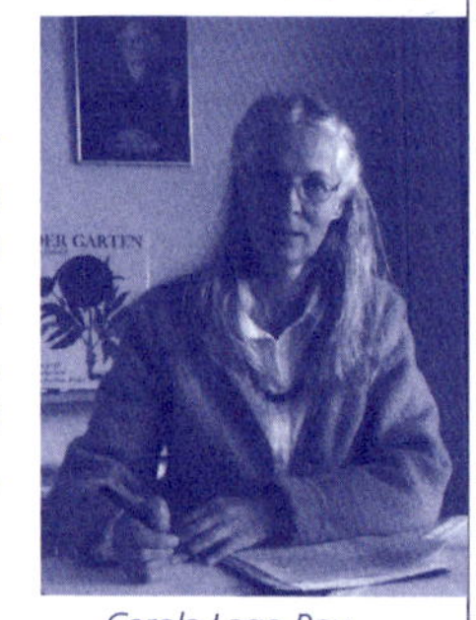

Carola Lage-Roy

Bei Interesse an einem Schutz oder Seminar wenden Sie sich bitte an:
Surya e.V. Burgstraße 8, 82418 Murnau-Hagen, Telefon 08841-2699, www.lage-roy.de